Oxytocin, das Hormon der Nähe

Kerstin Uvnäs Moberg

# Oxytocin, das Hormon der Nähe

Gesundheit – Wohlbefinden – Beziehung

Aus dem Englischen übersetzt von Martina Wiese

Herausgegeben von Uta Streit und Fritz Jansen

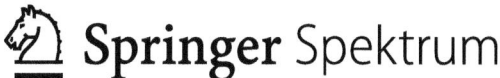

Kerstin Uvnäs Moberg
Djursholm
Schweden

Fritz Jansen
IntraActPlus
Kiel
Deutschland

Uta Streit
IntraActPlus
Neuried
Deutschland

Übersetzung der englischen Ausgabe: The Hormone of Closeness: the role of oxytocin in relationships von Kerstin Uvnäs Moberg, erschienen bei Pinter & Martin Ltd 2013. Schwedische Originalausgabe: NÄRHETENS HORMON – Oxytocinets roll i relationer von Kerstin Uvnäs Moberg, erschienen bei Bokförlaget Natur & Kultur, Stockholm.
© 2009 Kerstin Uvnäs Moberg och Bokförlaget Natur & Kultur, Stockholm
Alle Rechte vorbehalten.
Published by agreement with Stiftelsen Natur & Kultur, Sweden, and Licht & Burr Literary Agency, Denmark.

ISBN 978-3-662-47358-0      ISBN 978-3-662-47359-7 (eBook)
DOI 10.1007/978-3-662-47359-7

Die Deutsche Nationalbibliothek verzeichnet diese Publikation in der Deutschen Nationalbibliografie; detaillierte bibliografische Daten sind im Internet über http://dnb.d-nb.de abrufbar.

Springer Spektrum
© Springer-Verlag Berlin Heidelberg 2016
Das Werk einschließlich aller seiner Teile ist urheberrechtlich geschützt. Jede Verwertung, die nicht ausdrücklich vom Urheberrechtsgesetz zugelassen ist, bedarf der vorherigen Zustimmung des Verlags. Das gilt insbesondere für Vervielfältigungen, Bearbeitungen, Übersetzungen, Mikroverfilmungen und die Einspeicherung und Verarbeitung in elektronischen Systemen.
Die Wiedergabe von Gebrauchsnamen, Handelsnamen, Warenbezeichnungen usw. in diesem Werk berechtigt auch ohne besondere Kennzeichnung nicht zu der Annahme, dass solche Namen im Sinne der Warenzeichen- und Markenschutz-Gesetzgebung als frei zu betrachten wären und daher von jedermann benutzt werden dürften.
Der Verlag, die Autoren und die Herausgeber gehen davon aus, dass die Angaben und Informationen in diesem Werk zum Zeitpunkt der Veröffentlichung vollständig und korrekt sind. Weder der Verlag noch die Autoren oder die Herausgeber übernehmen, ausdrücklich oder implizit, Gewähr für den Inhalt des Werkes, etwaige Fehler oder Äußerungen.

*Planung:* Marion Krämer

Gedruckt auf säurefreiem und chlorfrei gebleichtem Papier

Springer-Verlag Berlin Heidelberg ist Teil der Fachverlagsgruppe Springer Science+Business Media (www.springer.com)

# Vorwort der Herausgeber

Wenn es um das Verstehen und Verändern von Verhalten geht, dann waren es vor allem die Meilensteine der Grundlagenforschung, die revolutionäre Fortschritte ermöglichten. Ein solcher Meilenstein sind die Erkenntnisse im Zusammenhang mit Oxytocin. Die Forschung spürt die hohe Bedeutung dieses Themas für die Gesellschaft und unternimmt daher gerade im Bereich Oxytocin große Anstrengungen. Auch in den Medien findet das Thema einen hohen Anklang. Es werden immer wieder einzelne Aspekte an eine breite Öffentlichkeit weitergegeben mit Titeln wie „Ein Nasenspray gegen die Angst" oder „Das Hormon der Nähe". Warum stoßen diese Forschungsergebnisse auf ein so breites Interesse? Es liegt daran, dass viele spüren, dass sie ganz unmittelbar etwas mit uns selbst, unserer Gesundheit und unserer Lebensqualität zu tun haben.

Um Oxytocin zu verstehen, brauchen wir den Blick auf das Ganze. Diesen Blick ermöglicht uns Kerstin Uvnäs Moberg mit dem vorliegenden Buch. Sie hat die immense Arbeit unternommen, tausende von Einzelergebnissen zu einem Gesamtbild zusammenzusetzen. Sie hat dabei eine Sprache gefunden, die es auch Nicht-Fachleuten ermöglicht, dieses Gesamtbild in sich aufzunehmen. Damit kann jeder Leser das Wissen über Oxytocin für unterschiedlichste Lebensbereiche nutzen, etwa Veränderung des eigenen Verhaltens, Familie, Partnerschaft, Freunde, andere Mitmenschen, Kindergarten, Schule oder Beruf.

# Bahnbrechende Erkenntnisse für Therapien

Die Ergebnisse der Oxytocinforschung sind jedoch noch für einen ganz anderen Bereich von grundlegender Bedeutung. Therapien, die das Verhalten betreffen, werden zukünftig in vielen Bereichen noch effektiver. Der Grund hierfür ist einfach. Sobald man Oxytocin in die Gesamtbetrachtung einbezieht, kann im Einzelfall sowohl die Diagnose als auch das therapeutische Vorgehen treffsicherer werden. Hier können sich für eine Reihe von Störungsbildern bedeutsame Veränderungen ergeben.

*In aller Regel verbessert* ein hoher Oxytocinspiegel das Sozialverhalten umfassend. Der Oxytocinspiegel wird damit zu einem Faktor, der direkt die soziale Kompetenz, das soziale Vertrauen und die soziale Selbstsicherheit beeinflusst. Dies bedeutet für alle Störungen, die mit einem ungünstigen Sozialverhalten einhergehen: Ein hoher Oxytocinspiegel ist wünschenswert, oder – anders ausgedrückt – eine niedrige Oxytocinproduktion führt zu massiven Nachteilen für die Betroffenen. In diesem Zusammenhang ist nun – wie in diesem Buch ausführlich dargestellt wird – Folgendes von entscheidender Bedeutung:

Nach heutigem Kenntnisstand wird die Oxytocinproduktion vor allem über vier Wege angestoßen:

1. Körperkontakt
2. beziehungsmäßiges Sehen
3. beziehungsmäßiges Hören
4. Riechen

Es gibt nun eine Vielzahl von psychischen Störungen, bei denen Betroffene nicht die Fähigkeit haben, über diese vier Wege ihre Oxytocinproduktion optimal zu stimulieren. Beispielhaft führen wir hier vier Störungsbereiche auf:

**Körperkontaktstörungen**
Für Menschen mit einer Körperkontaktstörung ist es schwer oder vollkommen unmöglich, sich auf körperliche Nähe einzulassen und diese positiv zu erleben. Dies führt dazu, dass Körperkontakt entweder äußerst sparsam oder gar nicht stattfindet. Somit wird die Oxytocinproduktion über Körperkontakt deutlich weniger oder gar nicht stimuliert.

Diese bereits schwierige Situation wird bei sehr vielen Betroffenen noch dadurch erschwert, dass ihnen auch Blickkontakt unangenehm ist. Eine Körperkontaktstörung geht nämlich meistens mit einer Blickkontaktstörung einher. Dies hat zur Folge, dass die Betroffenen es häufig oder fast vollständig vermeiden, über Blicke mit anderen Menschen in Beziehung zu treten. Entsprechend wird auch die Oxytocinproduktion seltener über beziehungsmäßiges Sehen eingeleitet, beispielsweise indem man sich in die Augen schaut und anlächelt.

In der therapeutischen Praxis können wir recht häufig beobachten, dass Menschen mit einer Körperkontaktstörung auch weniger empathisch mit anderen Personen sprechen und ihnen weniger empathisch zuhören. In diesem Fall wird auch die Oxytocinproduktion über den Weg des Hörens beeinträchtigt.

In sehr vielen Fällen dürfte bei einer Körperkontaktstörung auch der Weg über das Riechen betroffen sein. Riechen setzt Nähe voraus. Menschen mit einer Körperkontaktstörung versuchen jedoch, die Entfernung zu anderen möglichst zu vergrößern.

Ursache für eine Körperkontaktstörung sind unangenehme Erfahrungen im direkten Zusammenhang mit Körperkontakt. Diese unangenehmen Erfahrungen werden über klassische Konditionierung an den Körperkontakt gekoppelt. Ist eine solche Kopplung erst einmal gelernt, löst der Körperkontakt oder bereits der Gedanke daran ein Vermeidungsverhalten aus. Je nach Stärke des Vermeidungsverhaltens wird der Körperkontakt entweder vollständig vermieden oder kann nur in bestimmten, „günstigen" Situationen eingegangen werden. Solch „günstige" Situationen können z. B. sein: Müdigkeit, Krankheit, gemeinsames Fernsehschauen oder bei Erwachsenen Sexualität.

Die meisten Leser dürften an dieser Stelle annehmen, dass es vor allem an der Beziehung liegt, wenn Körperkontakt unangenehme Empfindungen hervorruft. Dies kann im Einzelfall auch so sein. Die Regel ist es nicht. *Die meisten unangenehmen Erfahrungen, die zu einer Körperkontaktstörung führen, entstehen durch Störungen bei der Verarbeitung von Sinnesreizen.* Das kann sich darin äußern, dass die Betroffenen Reize, die für andere positiv und belohnend sind, als unangenehm wahrnehmen. Diese veränderte Wahrnehmung kann sich nur auf einen oder mehrere Wahrnehmungskanäle beziehen. Ist beispielsweise der taktile Wahrnehmungskanal betroffen, so erleben die Betroffenen ein Streicheln als unangenehm, welches eigentlich positiv ist und von anderen auch so empfunden würde.

**Autismus**
Menschen mit Autismus leiden extrem häufig unter einer Störung, die die Verarbeitung von Sinnesreizen betrifft. Ist dies der Fall, führt es über den zuvor erwähnten Lernmechanismus der klassischen Konditionierung zu einer Körperkontaktstörung mit den bereits beschriebenen Folgen. Die *erlernte* Körperkontaktstörung mit ihren Auswirkungen verstärkt dann das klinische Bild des Autismus – erfahrungsgemäß sogar massiv. Dies müsste unserer Erfahrung nach nicht so sein.

**AD(H)S**
Menschen mit AD(H)S – Aufmerksamkeitsdefizit-(Hyperaktivitäts-)Störung – haben meistens keine Körperkontaktstörung. Trotzdem gibt es in der Gruppe der AD(H)S-Betroffenen mehr Körperkontaktstörungen als in einer Vergleichsgruppe von Nicht-Betroffenen. Die Erfahrung in der therapeutischen Praxis zeigt nun folgenden Zusammenhang: Je auffälliger Menschen mit AD(H)S in ihrem Sozialverhalten sind, desto wahrscheinlicher leiden sie gleichzeitig an einer Körperkontaktstörung. Bei Kindern mit AD(H)S, die extrem schwierig sind, liegt fast immer eine Körperkontaktstörung vor. Das bedeutet, dass diese Kinder nicht nur ein Aufmerksamkeitsdefizit haben, sondern auch ihre Oxytocinproduktion beeinträchtigt ist. Auch dies muss unserer Erfahrung nach nicht so sein.

**Soziale Angst**
Eine ganz wichtige Funktion des Oxytocins besteht in der Hemmung von Angst und Stress (vgl. Abschn. 5.4 und 5.6). Gerade bei sozial ängstlichen Menschen sind jedoch häufig mindestens zwei der Kanäle beeinträchtigt, über die eine Oxytocinproduktion stimuliert werden kann: Die Betroffenen haben weniger Blickkontakt mit anderen Menschen und vermeiden oftmals auch Körperkontakt. Auch für diese Menschen betrachten wir eine Erhöhung der Oxytocinproduktion als wichtiges therapeutisches Ziel.

# Schlussfolgerungen aus den Beispielen

Wer das vorliegende Buch gelesen hat, weiß um die massiv ungünstigen Folgen einer zu geringen Oxytocinproduktion. Automatisch drängt sich die Frage nach den grundsätzlichen Behandlungsmöglichkeiten auf. Drei unterschiedliche Ansätze scheinen möglich zu sein:

1. medikamentöse Behandlung mit Oxytocin
2. Ernährung
3. direktes Üben von Körper- und Blickkontakt

Kerstin Uvnäs Moberg erläutert in diesem Buch den gegenwärtigen Stand einer medikamentösen Verabreichung von Oxytocin. Darüber hinaus gibt sie erste Hinweise darauf, dass man die Oxytocinproduktion möglicherweise über die Ernährung beeinflussen kann. Zu diesen zwei vielversprechenden Möglichkeiten kommt eine dritte Behandlungsmöglichkeit hinzu. Sie hilft all jenen, die von einer Körperkontaktstörung betroffen sind – auch wenn diese mit Autismus und/oder AD(H)S einhergeht. Diese dritte Behandlungsmöglichkeit besteht im Üben von Körper- und Blickkontakt. Im Sinne einer verhaltenstherapeutischen Exposition werden die Betroffenen in kleinen, gut zu bewältigenden Schritten dahin geführt, Körper- und Blickkontakt positiv zu erleben. Hierdurch wird es für sie möglich, im Alltag Körper- und Blickkontakt anzunehmen bzw. aktiv aufzusuchen, um hierdurch die eigene Oxytocinproduktion immer wieder selbst zu erhöhen.

**Weiterführende Literatur**
Jansen, F., & Streit, U. (2015). *Fähig zum Körperkontakt.* Heidelberg: Springer Medizin Verlag.

Mai 2015 Fritz Jansen
Uta Streit

# Dank

Ein Buch wie dieses schreibt man nicht allein. Zahlreiche Personen haben das Fachwissen beigesteuert und zusammengetragen, auf dem das Buch beruht. Zunächst geht mein Dank an all diejenigen Menschen, mit denen ich auf den unterschiedlichsten Ebenen zusammengearbeitet habe – von meinen Doktorvätern und Mentoren über meine Kollegen und Mitarbeiter bis hin zu meinen Doktoranden und allen anderen, die ich im Rahmen ihrer Ausbildung betreut habe. Ich danke euch allen!

Noch einer weiteren Gruppe von Wissenschaftlern und Personen, die dieses Buch ermöglicht haben, möchte ich danken: jenen, die in weiteren Zusammenhängen denken, die die Verknüpfungen sehen und nicht nur die Einzelheiten. Weil sich viele Untersuchungen der Erforschung von Genen, Molekülen und den Funktionen einer Zelle widmen, haben Medizin und Biologie in den letzten Jahren eine explosionsartige Fülle von Details zutage gefördert. Ich bin in einer anderen, heute fast ausgestorbenen Forschungstradition verwurzelt, die das Augenmerk mehr auf den Organismus in seiner Gesamtheit lenkt.

Paradoxerweise ist gerade dieses Wissen oder diese Fähigkeit heutzutage gefragt, weil sich der Blick allmählich wieder auf Ganzheitlichkeit und den Kontext richtet. Das ist von besonderer Bedeutung, weil sich mit dieser Sichtweise Brücken zwischen den verschiedenen wissenschaftlichen Disziplinen schlagen lassen und man begreift, dass alle Erkenntnisse aus unterschiedlichen Traditionen letztlich von ein und demselben „Elefanten" herrühren, auch wenn man sich nur auf seinen Schwanz oder die Ohren beruft. Ich empfinde tiefe Dankbarkeit für die Menschen, die mich gelehrt haben, ganzheitlich zu denken und stets den Gesamtzusammenhang im Auge zu behalten.

# Inhalt

**1 Einleitung** .................................... 1
   1.1 Nähe und Oxytocin ........................ 2
   1.2 Hintergrund .............................. 3
   1.3 Der Aufbau dieses Buches ................. 6

**2 Unser Säugetiererbe** ........................... 9
   2.1 Wie Säugetiere für ihre Jungen sorgen ........ 10
   Weiterführende Literatur ..................... 17

**3 Theorien zu Nähe, Bindung und Beziehung** ........ 21
   3.1 Iwan Pawlow und klassische Konditionierung ... 22
   3.2 Konrad Lorenz und Prägung ................ 23
   3.3 Bonding ................................. 24
   3.4 Harlow und die Ersatzmütter ............... 25
   3.5 John Bowlby und Bindung .................. 29
   Weiterführende Literatur ..................... 33

**4 Wie wird der Körper gesteuert?** ................. 35
   4.1 Aufbau des Gehirns ....................... 36
   4.2 Hormone ................................ 40
   4.3 Die Haut – ein Weg zum Oxytocin ........... 45
   4.4 Über die Haut können sowohl Abwehr als auch Ruhe und Frieden ausgelöst werden ...... 50
   Weiterführende Literatur ..................... 56

## 5  Was ist Oxytocin? ............................................. 61
### 5.1  Die Entdeckung des Oxytocins ................. 61
### 5.2  Protein und Signalsubstanz .................... 62
### 5.3  Wege der Oxytocinübertragung ............... 63
### 5.4  Die Auswirkungen von Oxytocin ............... 66
### 5.5  Vasopressin, ein enger Verwandter von Oxytocin ................................. 73
### 5.6  Wirkungen von Oxytocin bei Männern ......... 75
### 5.7  Zusammenfassung .......................... 77
Weiterführende Literatur ......................... 78

## 6  Oxytocin und Eltern-Kind-Bindung ................. 83
### 6.1  Zu Beginn des Lebens ....................... 83
### 6.2  Unser Säugetiererbe ........................ 84
### 6.3  Schwangerschaft und Geburt beim Menschen ... 87
### 6.4  Die erste Begegnung ....................... 90
### 6.5  Stillen .................................... 96
### 6.6  Die Känguru-Methode ...................... 99
### 6.7  Das Band wird fester ....................... 101
### 6.8  Physiologische Erklärung der langfristigen Effekte ....................... 105
### 6.9  Entspannung aus der Ferne .................. 106
### 6.10 Ergänzungen der Herausgeber ............... 110
Weiterführende Literatur ......................... 119

## 7  Oxytocin in Beziehungen zwischen Erwachsenen .... 127
### 7.1  Auswirkungen von Oxytocin bei Erwachsenen ... 127
### 7.2  Aufbau fester Paarbeziehungen bei Säugetieren ............................ 131
### 7.3  Sex und Liebe ............................. 133
### 7.4  Oxytocin und Freundschaft .................. 141
### 7.5  Gruppe und Herde ......................... 142
Weiterführende Literatur ......................... 149

## 8 Oxytocin und Vertrauen .................... 155
8.1 Innere Nähe ........................... 156
8.2 Vertrauen und Fremde .................. 160
8.3 Der Placebo-Effekt ..................... 168
Weiterführende Literatur .................... 171

## 9 Nahrung als Ersatz für Nähe ............... 175
9.1 Ein voller Bauch schafft Ruhe und Frieden ...... 176
9.2 Ein voller Bauch schafft Vertrauen ........... 180
9.3 Ein voller Bauch macht großzügiger .......... 182
9.4 Berührung verbessert die Magen-Darm-Funktion .................... 184
9.5 Der Verdauungstrakt und die Liebe .......... 186
Weiterführende Literatur .................... 190

## 10 Nähe schenkt uns Gesundheit und ein längeres Leben .................... 193
10.1 Wie können gute Beziehungen die Gesundheit verbessern? .................... 194
10.2 Der beste Freund des Menschen macht Herrchen und Frauchen gesund ............ 201
10.3 Oxytocin und Massage ................. 207
10.4 Nicht jeder mag Berührung .............. 218
Weiterführende Literatur .................... 219

## 11 Das Oxytocinerbe ........................ 225
11.1 Oxytocin – ein Schlüssel ................. 227
11.2 Fehlende Beziehungen und Drogen .......... 228
11.3 Oxytocin als Medizin ................... 229
11.4 Unser Oxytocinerbe und die Gesellschaft ...... 234
11.5 Die zerfallene Familie .................. 240
11.6 Wie schützen wir unser Oxytocinerbe? ........ 244
Weiterführende Literatur .................... 248

**Sachverzeichnis** .................... 255

# 1
# Einleitung

Berührt zu werden und körperliche Nähe zu erfahren sind grundlegende Bedürfnisse. Dies gilt für Menschen genauso wie für alle anderen Säugetiere. In den ersten Lebenstagen können Berührung und körperliche Nähe das Überleben sichern, später den Unterschied zwischen seelischer und körperlicher Gesundheit und einem Leben mit Depressionen und körperlichen Gebrechen ausmachen.

Das Bedürfnis nach Berührung begleitet uns lebenslang. Ein Mensch, gleich ob Kind oder Erwachsener, der täglich Berührungen in Form einer liebevollen Umarmung, eines sanften Streichelns oder einer wohltuenden Massage erfährt, ist sicher glücklicher und gesünder als ein Mensch, der all das nicht bekommt. Darüber hinaus kann er besser mit anderen kommunizieren und sucht stärker den Kontakt zu anderen Menschen.

Berührungen vermitteln Sicherheit und zeigen uns, dass wir jemandem wichtig und wertvoll sind. Sie haben jedoch auch grundlegende neurophysiologische Auswirkungen, die unser Verhalten und unsere Gefühle beeinflussen. Darum geht es in diesem Buch.

## 1.1 Nähe und Oxytocin

Nähe in Form von Berührung, Wärme oder leichtem Druck stimuliert bestimmte Nerven in der Haut. Dies fördert die soziale Interaktion, löst Wohlbefinden aus und wirkt sofort beruhigend und entspannend. Natürlich tragen auch alle anderen Sinne zu dieser wohltuenden Wirkung bei.

Wenn diese Form der Nähe endet, schwinden das Wohlbefinden und die Ruhe allmählich. Dauert die Phase ohne Nähe zu lange, empfindet man zunehmend Unbehagen, Angst und Anspannung. Ist man sich nahe, fühlt man sich wohl, ruhig und entspannt; während einer Trennung entwickeln sich Besorgtheit und Nervosität. Auf diese Weise fühlen sich z. B. kleine Kinder und ihre Eltern oder Liebespartner zueinander hingezogen. Zudem regt Nähe die körpereigenen Heilkräfte an.

Bei alledem spielt die Substanz Oxytocin eine Schlüsselrolle. Zunächst erkannte man nur die Bedeutung des Oxytocins für Geburt und Stillen, inzwischen weiß man aber, dass es auch mit Berührung, Nähe und Ernährung in Zusammenhang steht. Oxytocin spielt also eine viel wichtigere und komplexere Rolle, als man ursprünglich dachte. Das liegt daran, dass es an einer Vielzahl unterschiedlicher körperlicher und geistiger Prozesse beteiligt ist.

In diesem Buch geht es vor allem um die Wirkung von Oxytocin. Es wird aufgezeigt, wie Oxytocin dazu beiträgt, unser ganzes Leben lang menschliche Beziehungen aufzubauen und aufrechtzuerhalten, und welche entscheidende Rolle es dadurch für Wachstum und Gesundheit des Menschen spielt.

Aus den Wirkungen von Nähe und Oxytocin ergibt sich ein grundlegendes biologisches und neurophysiologisches Erklärungsmodell sozialer Interaktionen und inniger Beziehungen des Menschen. Insbesondere in Disziplinen wie Psychologie und Stressforschung lag das Hauptaugenmerk in der Vergangenheit auf den Auswirkungen von erlebter Trennung. Man weiß, dass Trennung mit Unbehagen und einem erhöhten Stresshormonspiegel einhergeht. Die beruhigende Wirkung von Nähe hat man in diesem Zusammenhang jedoch nicht genauer betrachtet. Hier möchte das vorliegende Buch einen Beitrag leisten und den Fokus insbesondere auf Beziehungen und Berührungen richten.

## 1.2 Hintergrund

In Zusammenarbeit mit Sue Carter, einer amerikanischen Kollegin, organisierte ich 1996 ein sogenanntes Wenner-Gren-Symposium in Stockholm mit dem damals sensationellen Titel „Gibt es eine Neurobiologie der Liebe?" oder auf Schwedisch „Finns det en kärlekens kemi eller neurobiologi?" Zahlreiche Wissenschaftler, von Anthropologen, Biologen und Zoologen bis hin zu Ärzten und Tierärzten, tauschten sich dort über das Thema aus. Das Symposium fand großen Anklang und die verschiedenen Beiträge wurden in der Zeitschrift *Psychoneuroendocrinology* veröffentlicht.

Im Laufe dieser Tagung unterbreitete ich zum ersten Mal die These, Oxytocin sei möglicherweise nicht nur ein Mütterlichkeitshormon, sondern spiele anscheinend eine Rolle beim Koordinieren von friedlichen Interaktionen jeglicher Art: Es rufe offenbar positive Gefühle hervor und habe günstige psychische und physische Auswirkungen – es beruhige, lasse den Angstpegel sinken und aktiviere die Selbstheilungskräfte.

Ich wagte es, diese Behauptungen aufzustellen, weil ich viele Jahre gemeinsam mit Doktoranden und Kollegen untersucht hatte, wie Oxytocin wirkt und wie sich die Ausschüttung des Hormons anregen lässt. Die Zusammenarbeit mit einer Gruppe von Hebammen am Karolinska-Institut hatte gezeigt, dass Stillen und Muttersein sehr viel mehr bedeuten als nur die Zuführung von Milch. Stillen und Muttersein gehen vielmehr mit zahlreichen körperlichen und geistigen Anpassungen einher. Von dort war es nur ein kleiner Schritt zu der Annahme, dass Oxytocin ein koordinierender Faktor in diesem Prozess sein könne.

Danach führte ich mit meinen Kollegen und ein paar Doktoranden eine Reihe von Forschungsprojekten durch. Anhand verschiedener Experimente an Tieren konnten wir zeigen, dass Oxytocin tatsächlich die genannten Auswirkungen hat und sich durch Berührung die Ausschüttung von Oxytocin und somit dessen Effekte hervorrufen lassen.

Meine Überlegungen und Ideen rund um Berührung und Oxytocin mündeten im Jahr 2000 schließlich in dem Buch *The Oxytocin Factor – Tapping the Hormone of Calm, Love and Healing*. Seitdem hat die Forschung über Oxytocin und seine Wirkungen überall auf der Welt an Fahrt aufgenommen. Es ist vielleicht kein Zufall, dass viele Personen, die sich zurzeit mit Oxytocin beschäftigen, auch an der Stockholmer Tagung von 1996 teilgenommen haben.

Oxytocin wird unter anderem deshalb so intensiv untersucht, weil es so viele positive Auswirkungen hat. Es vermindert Angst, löst Wohlbefinden aus, stärkt soziale Kompetenzen, lindert Schmerzen, erzeugt Gelassenheit, senkt den Blutdruck, wirkt entzündungshemmend und regt Heilungsprozesse an. Auf dieser Grundlage eröffnet sich auch die Möglichkeit, neue Medikamente zu entwickeln.

Andere Forscher sind noch einen Schritt weiter gegangen. Sie haben die Rolle von Oxytocin im Rahmen von Beziehungen erforscht und damit versucht zu erklären, warum sich eine gute Beziehung so positiv auf die Gesundheit auswirkt.

Als ich 2009 die schwedische Fassung des vorliegenden Buches schrieb, sah man schon klarer, weil mittlerweile so viele Wissenschaftler mit Oxytocin arbeiteten und seine Wirkungen dokumentierten. Ich fand es daher angebracht, den derzeitigen Forschungsstand zusammenzufassen und aufzuzeigen, welche Wirkung Oxytocin in verschiedenen Arten von Beziehungen entfaltet.

*Oxytocin wirkt „tief" in unserem Gehirn. Damit ist gemeint, dass uns die durch Oxytocin ausgelösten Effekte nicht unmittelbar bewusst werden. Darum ist es wichtig, Oxytocin und seine Auswirkungen zunächst aus wissenschaftlicher Sicht zu begreifen.* Entsprechendes gilt für seinen Verwandten, das Vasopressin, welches mit Aggression und Stress verbunden wird. All dies hilft uns dabei, uns selbst und andere besser zu verstehen und einen sinnvollen Umgang mit Oxytocin zu entwickeln. Vielleicht ist dies heute angesichts täglicher Schreckensmeldungen über Klimawandel, Kriege und andere schlimme Ereignisse sogar besonders wichtig. Es ist einfach, in solchen Situationen die Gefühle abzuschalten, den Kopf in den Sand zu stecken und alles zu ignorieren. Doch wenn das Oxytocin in unserem Körper zirkuliert und uns die Bedeutung von Beziehung und Nähe bewusst wird, können wir uns entsprechend verändern.

## 1.3 Der Aufbau dieses Buches

Wir Menschen sind hoch entwickelte Säugetiere mit der Fähigkeit zu denken, vorauszuschauen und zu planen. Dennoch entsprechen wir in vielen Veranlagungen nach wie vor unseren Urahnen, die vor 40.000 Jahren lebten. Unser Gehirn hat sich im Verlauf der Evolution zwar weiterentwickelt, doch große Bereiche sind gleich geblieben und funktionieren trotz veränderter Lebensweise immer noch so wie bei den ersten Menschen. **Kapitel 2** beschreibt, welche Bedeutung „Beziehungen" für unserere frühesten Vorfahren hatten und wie die moderne Gesellschaft unsere Fähigkeit beeinflusst, mit diesem Säugetiererbe umzugehen.

Wenn man Oxytocin als unerlässlichen Faktor für Nähe und Beziehung sieht, steht dies nicht im Gegensatz zu anderen Erklärungsmodellen. Vielmehr integriert und beleuchtet das Wissen über Oxytocin zahlreiche andere Theorien, die mit menschlicher Motivation und Interaktion zu tun haben, wie beispielsweise die Lerntheorie und die Bindungstheorie. Auf diese Theorien geht **Kap. 3** näher ein.

**Kapitel 4** beschreibt grob das Gehirn und das Nervensystem und erläutert, wie unsere Gefühle und Handlungen gesteuert werden.

In **Kap. 5** wird das Oxytocin eingehender vorgestellt. Sie erfahren, wie es entdeckt wurde, wo es entsteht, wie es im Körper aktiviert wird und welche Auswirkungen es hat.

Was wissen wir wirklich über die Bedeutung des Oxytocins zu Beginn des Lebens und seinen Einfluss auf persönliche Bindungen? **Kapitel 6** legt dar, welche zentrale Rolle Oxytocin bei der Geburt und beim Stillen spielt, und erläutert seine grundlegende Bedeutung für das Gefühl von Nähe in der ersten Lebensphase.

**Kapitel 7** beschreibt Forschungsergebnisse, die zeigen, dass Oxytocin für unsere Beziehungen und unser Wohlbefinden im gesamten Leben außerordentlich wichtig ist.

Vertrauen ist ein entscheidender Faktor in einer guten Beziehung. In **Kap. 8** wird ausführlich erörtert, inwiefern Oxytocin für die Entwicklung von Vertrauen bedeutsam ist.

Nähe schenkt uns Sicherheit und Wohlbehagen. Ähnliches gilt jedoch auch für Nahrung. Was geschieht, wenn Lebensmittel leichter zugänglich sind als Nähe? **Kapitel 9** legt dar, dass Ernährung und Nähe leicht als jeweiliger Ersatz dienen, wenn eines von beiden knapp ist.

Die Ergebnisse der Forschung sprechen dafür, dass Nähe und körperliche Berührung starke positive Effekte haben, was in Medizin und Psychologie bisher weitgehend ignoriert wurde. **Kapitel 10** erläutert, inwiefern uns Nähe ein längeres und gesünderes Leben beschert.

**Kapitel 11** zeigt Bereiche auf, in denen Oxytocin genutzt werden könnte, um Wohlbefinden, Vertrauen und die Fähigkeit zu sozialem Miteinander zu fördern. Es behandelt aber auch die Risiken eines unbedachten Einsatzes von Oxytocin. Zum Abschluss des Buches wird erörtert, welche Bedeutung diese neuen Erkenntnisse über die Relevanz des Oxytocins für die Gesellschaft haben.

Viel Freude beim Lesen!

# 2
# Unser Säugetiererbe

Die Gene und Veranlagungen des heutigen Menschen sind nahezu identisch mit denen des prähistorischen Menschen und stellen Anpassungen an das Leben in Kleingruppen dar. Damals waren Nähe, Zusammenhalt und Harmonie entscheidend für ein Überleben. Für den modernen Menschen stellt sich die Frage, inwiefern die heute veränderten Lebensbedingungen seine Aussichten auf Nähe und körperliche Berührung beeinflussen. Welche Auswirkungen hat der Lebensstil der modernen westlichen Welt, wenn es darum geht, das Urbedürfnis nach Nähe zu befriedigen? Heutzutage lautet das Ideal im Wesentlichen, jemand zu „sein" statt zu jemandem zu „gehören". Alles auf eigene Faust zu schaffen, wird nicht länger als eigentlich unerwünschtes Übel, sondern als Tugend angesehen.

In unserer modernen Gesellschaft vertrauen wir sehr stark auf das Rationale und Intellektuelle. Wir glauben, wir könnten unser Leben und Wohlbefinden im Wesentlichen mit bewussten Denkprozessen und dem gesunden Menschenverstand steuern. Unser Handeln unterliegt jedoch nicht allein unserem rationalen Denken. Wir besitzen über das bewusste Denken hinaus ein angeborenes Wissen, das uns hilft, mit dem Leben und insbesondere mit unseren sozialen Beziehungen zurechtzukommen. Diese im Grunde instinktiven Fähigkeiten bestimmen das Leben anderer Säugetiere noch stärker als das der Menschen; dennoch sind sie Teil unseres Säugetiererbes und beeinflussen uns mehr, als wir denken.

## 2.1 Wie Säugetiere für ihre Jungen sorgen

Säugetiere haben gemeinsam, dass sie (mit ganz wenigen Ausnahmen) lebende Junge gebären und dass die Mütter Milch produzieren, um ihren Nachwuchs zu ernähren. Zudem zeichnen sie sich durch instinktive Fähigkeiten aus, die das Überleben sichern. Besonders wichtig ist dabei, dass sie in der Lage sind, für ihre Jungen zu sorgen. Neben der Fähigkeit, Milch zu produzieren, haben Säugetiere komplexe angeborene Verhaltensmuster sowie körperliche Reaktionsmuster entwickelt, die die Überlebenschance für die Mutter und ihre Jungen erhöhen – vor allem in der kritischen und gefahrvollen Phase der ersten Lebenswochen bzw. -monate.

Diese Muster und Anpassungen, man spricht auch von „intuitivem mütterlichem Verhalten", sehen bei verschiedenen Säugetieren unterschiedlich aus. Schweine und Ratten, die viele und sehr unreife Junge zur Welt bringen, verhalten sich natürlich anders als Säugetiermütter, die nur ein oder zwei Junge haben, welche vielleicht überdies von Geburt an auf den eigenen Beinen stehen können. Doch im Wesentlichen bedeutet intuitives mütterliches Verhalten, den Jungen Nahrung und Nähe zu bieten, sie zu behüten und zu beschützen. Damit dies gelingt, muss die Mutter schnell lernen, ihren Nachwuchs zu erkennen, und eine Bindung zu ihm aufbauen – insbesondere wenn er schon früh auf den eigenen Beinen stehen kann und mobil ist. Normalerweise kümmern sich die Mütter um ihre Jungen; bei einigen Arten werden sie jedoch auch von den Männchen unterstützt. Dies gilt vor allem für Säugetierarten, die als Paare zusammenleben.

### Ernährung, Nähe und Fürsorge

Die meisten Säugetiermütter geben ihren Jungen nicht nur Milch. Sie liegen auch ganz dicht bei ihnen, um sie warm zu halten. Sie putzen und lecken sie. Weil die Jungen von der Mutter gewärmt werden, können sie ihre Körpertemperatur halten und sich entspannen. Putzen und Lecken dienen nicht nur der Körperpflege, sondern bewirken genauso wie die Wärme der Mutter, dass sich die Jungen wohl und sicher fühlen. Zudem regen sie ihr Wachstum und ihre Entwicklung an. Auch bei der Mutter bewirken das Säugen und die Nähe zu den Jungen, dass sie ruhig wird und sich gut fühlt. Das wiederum führt dazu, dass sie bei ihrem Nachwuchs sein möchte. Wenn die Mutter sich von ihren Jungen trennen muss, wird sie zunehmend unruhig und möchte ihre Jungen wieder in ihrer Nähe haben.

### Ein Leben lang furchtlos, sozial und ruhig

In früher Kindheit erlebte Nähe ist auch langfristig von großer Bedeutung. Rattenjunge, die bereits zu Beginn ihres Lebens viel Fürsorge und Nähe erfahren, sind nicht nur in dieser ersten Zeit ruhiger, sondern auch als ausgewachsene

Tiere sozialer, stresstoleranter und weniger ängstlich. Darüber hinaus werden weibliche Jungtiere, die selbst viel Fürsorge und Nähe erfahren haben, auch zu besseren Müttern. Untersuchungen haben gezeigt, dass es sich auf Mütter und ihre neugeborenen Babys langfristig positiv auswirkt, wenn sie schon früh – am besten direkt von Geburt an – einen engen körperlichen Kontakt zueinander haben. Hierdurch werden die Gesundheit des Kindes, seine sozialen Kompetenzen, seine Intelligenz und seine Fähigkeit, mit Stress umzugehen, gefördert. Anders gesagt: *Die kurzfristigen Effekte werden zu dauerhaften.*

## Wehrlose brauchen Schutz

Eine Säugetiermutter schenkt ihrem Nachwuchs nicht nur Nähe. Verschiedene angeborene Verhaltensweisen sorgen auch dafür, dass sie ihn beschützt. Bei der Geburt und kurz danach sind Säugetiermütter und ihre Jungen besonders der Gefahr ausgesetzt, von anderen Tieren angegriffen zu werden. Häufig bauen Säugetiere ein Nest oder suchen einen dunklen und gut verborgenen Bau auf, wo sie ihre Jungen säugen und versorgen können und für potenzielle Feinde nicht leicht aufzuspüren sind. Den Nachwuchs in einem Versteck und möglichst im Dunkeln zur Welt zu bringen, kann lebenswichtig sein. Sogar Schweine in Gefangenschaft versuchen, im Stroh ein kleines Nest zu errichten.

Frauen pflegen vor der Geburt aufzuräumen und alles schön herzurichten. Der „Nestbau" soll das Zuhause zu einem gut organisierten und sicheren Ort machen. Trotz unserer modernen Umwelt bringen wir Menschen unsere Kinder meistens nachts zur Welt (falls die Geburt auf

## 2 Unser Säugetiererbe

natürlichem Wege verläuft) und befinden uns dabei am liebsten in einer vertrauten und intimen Umgebung, die Ruhe und Frieden ausstrahlt. Oft wollen wir nicht allein auf uns gestellt sein, sondern wünschen uns erfahrene und hilfreiche Geburtsbegleiter. Diese Unterstützung erhöht die Wahrscheinlichkeit, dass Mutter und Kind überleben und der Start ins Leben gut gelingt. Zudem möchten wir unser Neugeborenes nach der Geburt so bald wie möglich bei uns haben.

Einige Herdentiere sorgen für einen Schutz der gebärenden Weibchen und ihrer Jungen, indem die Geburt bei allen etwa zur gleichen Zeit einsetzt. Das verkürzt die risikoreiche Zeitspanne, in der die Herde besonders wehrlos ist. Spuren dieser uralten Muster im Säugetierverhalten zeigen sich auch noch beim Menschen. So gleichen sich bei fruchtbaren Frauen, die über einen langen Zeitraum zusammenleben, die Ovulations- und Menstruationszyklen häufig aneinander an.

Potenzielle Feinde kennen kein Erbarmen mit neugeborenen Säugetierbabys, gleich ob diese sich in einem Nest befinden oder auf den eigenen Beinen stehen. In der unbarmherzigen Welt der Säugetiere kann es Feinde außerhalb und innerhalb der eigenen Art geben, ja sogar innerhalb der Familie. Daher haben Mütter eine besondere Wachsamkeit und den unbedingten Willen zur Verteidigung entwickelt. Ausgelöst wird diese mütterliche Aggression, wenn sich der Nachwuchs in Gefahr befindet.

Die mütterliche Aggression zeigt sich auch beim Menschen. Fast jede Mutter kann zur Löwin werden, wenn sie ihr Kind bedroht fühlt. Gleichzeitig neigen viele Mütter vor allem bei kleinen Kindern zu besonderer Vorsicht. Sie nehmen jede unbekannte Umgebung genau in Augenschein, um mögliche Gefahren auszuschließen.

## Bindung ist überlebenswichtig

Damit ein junges Säugetier, das sich schon selbstständig fortbewegt, von seiner Mutter Nahrung, Schutz und Nähe erhalten kann, müssen Mutter und Junges einander erkennen und gegenüber anderen bevorzugen. Zu diesem Zweck wird zwischen ihnen eine Art unsichtbares Band geknüpft. Wie sich in Untersuchungen an Schafen und Ziegen zeigte, ist die Fähigkeit der Mutter, ihr Junges wiederzuerkennen und eine Bindung zu ihm aufzubauen, unmittelbar nach der Geburt am stärksten ausgeprägt und nimmt nach 24 Stunden rasch ab. Sobald die Mutter gelernt hat, ihr Junges zu erkennen, erhält es als einziges Jungtier von ihr Nahrung, Fürsorge und Schutz.

Die Jungen aktivieren ihrerseits ihre Erkennungssysteme. Frühes Säugen scheint besonders wichtig zu sein, damit der Nachwuchs eine Bindung zur Mutter entwickelt. Gerade in Herden lebende Säugetierjunge lernen sehr schnell, die eigene Mutter zu identifizieren. Das ist beispielsweise für Lämmer überlebenswichtig, die keinesfalls verloren gehen und an die falsche Mutter geraten dürfen, da sie dort nicht willkommen wären. Verliert ein Lamm die Verbindung zum Mutterschaf, muss es ohne Nahrung auskommen und wird schließlich sterben.

Um ihre Jungen zu erkennen und eine Verbindung zu ihnen aufzubauen, nutzen die meisten Säugetiere mehrere Sinne. Welcher davon dominiert, kann variieren. Je weniger entwickelt eine Spezies ist, desto wichtiger ist der

Geruchssinn. So erkennen Ratten einander hauptsächlich über den Geruch, doch auch ein Mutterschaf identifiziert sein Lamm mithilfe des Geruchssinns. Insbesondere Ratten, aber auch viele andere Säugetiere kommunizieren über Duftsignale miteinander. Auch das Hören spielt eine wichtige Rolle. Beispielsweise setzen Schweine bei der Kommunikation viele Laute ein. Indem die Sau die Frequenz ihres Grunzens variiert, kann sie ihre Ferkel rufen und ihnen mitteilen, dass sie zum Säugen bereit ist.

Bei höher entwickelten Arten steht das Sehen im Vordergrund. So spielt das Sehen für uns Menschen beim Erkennen von Personen eine besonders wichtige Rolle. Außerdem nutzen wir natürlich den Gehör- und den Tastsinn, und vor kurzem wurde entdeckt, dass auch der Geruch von Bedeutung ist, damit Mutter und Kind einander erkennen und eine Bindung zueinander entwickeln können. Daran ist neben unserem normalen Geruchszentrum ein urzeitliches Kommunikationssystem beteiligt, das Informationen über Pheromone aussendet. Dies sind winzige Substanzen, die durch die Luft transportiert werden.

Nicht nur die Beziehung zwischen Säugetiermüttern und ihren Jungen unterliegt unbewussten und instinktiven Fähigkeiten, sondern auch die Beziehungen im Paar bzw. Rudel. Die Nähe zueinander beruhigt die Tiere und gibt ihnen ein gutes Gefühl; sie beschützen sich gegenseitig und erkennen einander mithilfe der verschiedenen Sinne wie Riechen, Sehen, Hören und Fühlen. Dies trifft teilweise auch auf uns Menschen zu – in unseren Beziehungen, sei es in Paaren, Familien und anderen Gruppen, stehen wir ebenfalls unter dem Einfluss angeborener und unbewusster Mechanismen.

Man möchte glauben, dass wir Menschen heute nicht mehr so stark durch unser Säugetiererbe beeinflusst werden. Schule und Gesellschaft vermitteln uns so viel bewusstes Wissen, dass wir leicht den Eindruck bekommen, das intuitive, angeborene Wissen kaum mehr zu brauchen. Geburten erfolgen im Allgemeinen in Anwesenheit von Fachpersonal unter kontrollierten Bedingungen in einem Krankenhaus. Allerdings setzt hier jedoch inzwischen ein Wandel ein: In den Wehen und bei der Geburt greift man wieder auf traditionellere Ansätze zurück, um die intuitiven, unbewussten Kenntnisse aus unserem Säugetiererbe zu nutzen.

Familie und Verwandtschaft sind nicht mehr so wichtig wie früher, weil die Gesellschaft viele ihrer Funktionen übernommen hat. In unseren engen Beziehungen ist es im Vergleich zu früher zu bedeutenden Veränderungen gekommen. So hat der Arbeitsplatz die Gruppe und die Dorfgemeinschaft ersetzt. In dieser gewandelten Gesellschaft können wir Einstellungen und Gewohnheiten zwar in einem gewissen Ausmaß ändern. Die ursprünglichen alten Reaktionsmuster, die sich in unserem Leben als Jäger und Sammler herausgebildet haben, lassen sich jedoch nicht immer kontrollieren und umgestalten. Sie bleiben dicht unter der Oberfläche und beeinflussen uns, ohne dass es uns bewusst wird. Unser Säugetiererbe und die urzeitlichen Verhaltensmuster innerhalb der Gruppe spielen uns einen Streich, wenn wir sie ignorieren. Wenn wir uns allerdings für sie öffnen, können sie uns durchaus von Nutzen sein.

## Weiterführende Literatur

Ågren G, Olsson C, Uvnäs Moberg K, Lundeberg T (1997a) Olfactory cues from an oxytocin-injected male rat can reduce energy loss in its cagemates. Neuroreport 28:2551–2555

Ågren G, Uvnäs Moberg K, Lundeberg T (1997b) Olfactory cues from an oxytocin-injected male rat can induce anti-nociception in its cagemates. Neuroreport 29:3073–3076

Algers B, Uvnäs Moberg K (2007) Maternal behavior in pigs. Horm Behav 52:78–85

Algers B, Madej A, Rojanasthien S, Uvnäs Moberg K (1991) Quantitative relationships between suckling-induced teat stimulation and the release of prolactin, gastrin, somatostatin, insulin, glucagon and vasoactive intestinal polypeptide in sows. Vet Res Commun 15:395–407

Bielsky IF, Young LJ (2004) Oxytocin, vasopressin, and social recognition in mammals. Peptides 25:1565–1574

Bosch OJ, Meddle SL, Beiderbeck DI, Douglas AJ, Neumann ID (2005) Brain oxytocin correlates with maternal aggression: link to anxiety. J Neurosci 25:6807–6815

Broad KD, Curley JP, Keverne EB (2006) Mother–infant bonding and the evolution of mammalian social relationships. Philos Trans R Soc Lond B Biol Sci 29:2199–2214

Cameron NM, Shahrokh D, Del Corpo A, Dhir SK, Szyf M, Champagne FA, Meaney MJ (2008) Epigenetic programming of phenotypic variations in reproductive strategies in the rat through maternal care. J Neuroendocrinol 20:795–801

DeVries AC, Taymans SE, Carter CS (1997) Social modulation of corticosteroid responses in male prairie voles. Ann N Y Acad Sci 807:494–497

Hofer MA (1994) Early relationships as regulators of infant physiology and behaviour. Acta Paediatr Suppl 397:9–18

Holst S, Uvnäs Moberg K, Petersson M (2002) Postnatal oxytocin treatment and postnatal stroking of rats reduce blood pressure in adulthood. Auton Neurosci 99:85–90

Kendrick KM, Lévy F, Keverne EB (1991) Importance of vaginocervical stimulation for the formation of maternal bonding in primiparous and multiparous parturient ewes. Physiol Behav 50:595–600

Kendrick KM, Costa APC D, Broad KD, Ohkura S, Guevara R, Lévy F, Keverne EB (1997) Neural control of maternal behaviour and olfactory recognition of offspring. Brain Res Bull 44:383–395

Keverne EB, Curley JP (2004) Vasopressin, oxytocin and social behaviour. Curr Opin Neurobiol 14:777–783

Keverne EB, Kendrick KM (1994) Maternal behaviour in sheep and its neuroendocrine regulation. Acta Paediatr Suppl 397:47–56

Landgraf R, Frank E, Aldag JM, Neumann ID, Sharer CA, Ren X, Terwilliger EF, Niwa M, Wigger A, Young LJ (2003) Viral vector-mediated gene transfer of the vole V1a vasopressin receptor in the rat septum: improved social discrimination and active social behaviour. Eur J Neurosci 18:403–411

Lonstein JS (2005) Reduced anxiety in postpartum rats requires recent physical interactions with pups, but is independent of suckling and peripheral sources of hormones. Horm Behav 47:241–255

Martel FL, Nevison CM, Rayment FD, Simpson MJ, Keverne EB (1993) Opioid receptor blockade reduces maternal affect and social grooming in rhesus monkeys. Psychoneuroendocrinology 18:307–321

Martel FL, Nevison CM, Simpson MJ, Keverne EB (1995) Effects of opioid receptor blockade on the social behavior of rhesus monkeys living in large family groups. Dev Psychobiol 28:71–84

Neumann ID (2008) Brain oxytocin: a key regulator of emotional and social behaviours in both females and males. J Neuroendocrinol 20:858–865

Nowak R, Goursaud AP, Lévy F, Orgeur P, Schaal B, Belzung C, Picard M, Meunier-Salaün MC, Alster P, Uvnäs Moberg K (1997a) Cholecystokinin receptors mediate the development of a preference for the mother by newly born lambs. Behav Neurosci 111:1375–1382

Nowak R, Murphy TM, Lindsay DR, Alster P, Andersson R, Uvnäs Moberg K (1997b) Development of a preferential relationship with the mother by the newborn lamb: importance of the sucking activity. Physiol Behav 62:681–688

Uvnäs Moberg K (1998) Oxytocin may mediate the benefits of positive social interaction and emotions. Review. Psychoneuroendocrinology 23:819–835

Waldherr M, Neumann ID (2007) Centrally released oxytocin mediates mating-induced anxiolysis in male rats. Proc Natl Acad Sci U S A 104:16681–16684

Weller L, Weller A (2002) Menstrual synchrony and cycle variability: a reply to Schank (2000). Psychoneuroendocrinology 27:519–526

Williams JR, Insel TR, Harbaugh CR, Carter CS (1994) Oxytocin administered centrally facilitates formation of a partner preference in female prairie voles (Microtus ochrogaster). J Neuroendocrinol 6:247–250

Winslow JT, Hastings N, Carter CS, Harbaugh CR, Insel TR (1993) A role for central vasopressin in pair bonding in monogamous prairie voles. Nature 365:545–548

# 3
# Theorien zu Nähe, Bindung und Beziehung

Alte Geschichten und Legenden zeugen davon, dass sich der Mensch zu allen Zeiten tiefgründige Gedanken über Beziehungen und soziale Muster gemacht hat. Religiöse Lehren vermittelten die Sichtweise, der Mensch stände über den anderen Säugetieren, und Beziehungen sowie Familienmuster betrachtete man als gottgegeben. Körper und Seele galten als unabhängig voneinander, und da man die Seele als höherwertig ansah, wurde dem Körper eine Existenz im Verborgenen zugewiesen. In der Philosophie, die die Macht der Gedanken und der Vernunft als Alleinstellungsmerkmal des Menschen betrachtete, hielt sich diese Überzeugung äußerst lang.

Erst im 19. Jahrhundert, in Zusammenhang mit Charles Darwins Evolutionstheorien, begann man darüber nachzudenken, dass menschliches Verhalten biologisch erklärt werden könne. Doch der Weg dorthin war steinig. Als bahnbrechend erwiesen sich die Forschungen des russischen Wissenschaftlers Iwan Pawlow über den Speichelfluss bei Hunden. Sie begründeten das Erklärungsmodell der Verhaltens- oder Lerntheorie. Diesen Ansatz erachteten jedoch viele als zu mechanisch. Andere psychologische Theorien, die weiter gefasste Erklärungen für irrationale Emotionen und Beziehungen anboten, fanden zunehmend Anhänger. Doch auch diese Theorien beleuchteten lediglich wieder geistige Prozesse beim Menschen und zogen eine mögliche biologische Erklärung für diese Vorgänge nicht in Betracht.

Nach wie vor gibt es, wenn es um die Analyse menschlicher Beziehungen geht, starke Widerstände gegen biologische Modelle. *Dennoch zeigen die Ergebnisse der modernen neurobiologischen Forschung immer deutlicher, dass biologische Mechanismen die Art und Weise, wie wir handeln und unsere Beziehungen zu anderen Menschen gestalten, entscheidend beeinflussen.* In diesem Kapitel widmen wir uns den entsprechenden Forschungsarbeiten und beschreiben einige der Theorien, die nahelegen, dass menschliche Beziehungen einen biologischen Ursprung haben. Diese Theorien werden in vielerlei Hinsicht durch das Wissen über die Funktion von Oxytocin unterstützt.

## 3.1 Iwan Pawlow und klassische Konditionierung

Der Milchfluss wird anfangs dann besonders angeregt, wenn das Neugeborene die Brust berührt, an ihr nuckelt oder saugt. Eine Mutter, die gestillt hat, weiß jedoch, dass die Milch nach einer Weile schon dann zu fließen beginnt, wenn das Baby weint und offensichtlich hungrig ist. Noch etwas später genügt es oft bereits, das Kind anzuschauen oder an es zu denken, um die Milch zum Fließen zu bringen. Somit ist der Milchfluss über die klassische Konditionierung zu einer **bedingten Reaktion** geworden. Damit ist gemeint, dass er nun auch durch andere Signale als den ursprünglichen biologischen Auslöser aktiviert wird.

Der russische Physiologe Iwan Pawlow (1849–1936) aus St. Petersburg hat als Erster beschrieben, wie sich physiologische Veränderungen konditionieren lassen. Pawlow untersuchte die Produktion von Speichel und Magensäften bei Hunden. Wenn Hunde Futter fressen, beginnen sie Speichel und Magensäfte zu produzieren. Bei seinen Experimenten ließ Pawlow immer wieder eine Glocke klingeln, während die Hunde fraßen. Nach einer Weile ließ er das Futter weg. Die Hunde hörten nur den Klingelton. Dabei zeigte sich, dass der Klingelton ausreichte, um die Sekretion von Speichel und Magensäften anzuregen. Diese physiologischen Reaktionen waren zu bedingten Reaktionen geworden, d. h. der Klang der Glocke löste nun diese physiologischen Veränderungen aus. Dies ist das Grundprinzip der klassischen Konditionierung.

## 3.2 Konrad Lorenz und Prägung

Eine primitive Form von Bindung, die bei manchen Vögeln vorkommt, entdeckte der Verhaltensforscher Konrad Lorenz (1903–1989). Er zeigte, dass ein soeben geschlüpftes Gänseküken umgehend das Bild des ersten Individuums speichert, das es sieht. Diesem Individuum folgt es dann für eine lange Spanne seines Lebens. Lorenz nannte dieses Phänomen „Prägung". Interessanterweise muss das Individuum, auf das das Küken geprägt wird und dem es folgt, nicht die Gänsemutter, ja, nicht einmal eine andere Gans sein. Die Prägung kann beispielsweise auch auf einen Menschen erfolgen. Prägung ist eine sehr schnell erfolgende Form des Lernens, die einen entscheidenden Einfluss auf das Überleben der frisch geschlüpften Küken hat.

## 3.3 Bonding

Bei Säugetieren lässt sich das Phänomen der Prägung nicht beobachten. Hier verwendet man häufig den Begriff „Bonding". Dieser Begriff wurde von dem amerikanischen Kinderarzt Marshall Klaus geprägt, um die intensive Verbindung zwischen Müttern und ihren Babys zu beschreiben, die in der Zeit unmittelbar nach der Geburt entsteht – vorausgesetzt, beide bleiben in dieser Zeit dicht beieinander. „Bonding" soll ausdrücken, dass die Mutter über ein unsichtbares Band mit ihrem Kind verbunden ist.

Mit Bonding bezeichnet man ganz allgemein die Art und Weise, wie eine Säugetiermutter ihren Nachwuchs erkennt und annimmt. Beispielsweise erkennt das Mutterschaf sein Lamm und zieht es allen anderen Lämmern vor. Das Lamm verhält sich entsprechend.

Beim Menschen versteht man unter Bonding nicht nur, dass die Mutter ihr Kind erkennt und es anderen Kindern vorzieht. Der Begriff umfasst auch das intuitive mütterliche Verhalten – so schaut die Mutter dem Baby in die Augen, sie berührt ihr Baby in einer bestimmten Weise und spricht in der sogenannten Ammensprache, einer dem Baby vorbehaltenen Sprechweise (vgl. Kap. 6). Das Gleiche gilt für das Bonding aufseiten des Kindes, seine Bindung zur Mutter. Auch hier bedeutet Bonding mehr als nur das Erkennen und Bevorzugen der Mutter. Es umfasst auch grundlegende, genetisch mitgegebene Interaktionsmuster, mit denen das Baby mit seiner Mutter in Kontakt tritt.

## 3.4 Harlow und die Ersatzmütter

Seit den 1950er-Jahren veröffentlichte der amerikanische Psychologe Harry Harlow (1905–1981) eine Reihe bahnbrechender wissenschaftlicher Artikel. Darin beschrieb er, wie bedeutsam für junge Säugetiere der Kontakt zu weichen und warmen Dingen ist. Harlow untersuchte Rhesusaffen. Er vermutete, dass die Jungtiere ihre Mütter nicht nur wegen der Ernährung brauchen. Vielmehr schienen die Nähe und der Kontakt zu der weichen, warmen Mutter wichtig zu sein, damit die Jungtiere sich zu selbstbewussten und ausgeglichenen Affen entwickelten.

In seinem Versuchsmodell ersetzte Harlow die lebenden Mütter durch zwei Arten von „Ersatzmüttern". Eine Attrappe bestand aus einer Drahtpuppe mit einer Nuckelflasche, an der die Affenbabys trinken konnten. Die zweite war eine mit weichem Frotteestoff bezogene Puppe, die von hinten durch ein Licht erwärmt wurde. Bei einigen Experimenten wurde die Stoffattrappe auch mit einer Flasche bestückt. Die Affenbabys konnten sich an die Attrappe anschmiegen, bei ihr sitzen und sich an ihr festklammern und sich auf diese Weise „Nähe", Berührung und Wärme holen.

Wie sich zeigte, wirkte sich die Abwesenheit der richtigen Mutter gravierend auf die Entwicklung der Babys aus. Vor allem diejenigen kleinen Affen, *die nur Zugang zu der Drahtpuppe hatten*, waren als erwachsene Tiere nicht zu einem normalen sozialen Umgang mit anderen Affen fähig.

Insbesondere ihr Sexualverhalten war gestört. Wurden solche Weibchen trächtig, nachdem sie vom Männchen mehr oder weniger überfallen worden waren, kümmerten sie sich nicht so um ihre Babys, wie es Rhesusaffen normalerweise tun. Sie behandelten sie gleichgültig, ja sogar brutal und aggressiv. Die Babys, *die Zugang zu der warmen und weichen Frotteepuppe hatten*, schienen hingegen besser gerüstet und gliederten sich als Erwachsene relativ problemlos in die Gruppe ein. Außerdem sorgten sie für ihre eigenen Jungen.

Dennoch gab es einen Unterschied zwischen den Affen, die von ihrer leiblichen Mutter aufgezogen worden waren, und denen, die die warme und weiche Ersatzmutter gehabt hatten. Ich selbst durfte eine Nachfolgegeneration von Harleys Affen in einer zoologischen Einrichtung vor den Toren Washingtons erleben.

Bei meiner Ankunft befanden sich alle Affen in einem großen Gehege und konnten nur durch einen Zaun betrachtet werden. Drei Affengruppen lebten dort zusammen. Man sagte mir, dass sich die Affen, die mit der Drahtattrappe ohne Stoff aufgewachsen waren, meist nicht blicken ließen. Sie verschwanden, noch bevor der erste Besucher das Gehege erreicht hatte. Die Affen, die wir zu Gesicht bekamen, waren also als Baby entweder von der warmen, weichen Frotteepuppe oder ihrer echten Mutter versorgt worden.

Doch selbst zwischen diesen beiden Gruppen war ein Unterschied zu beobachten. Sobald wir den Zaun erreichten, verschwand die Hälfte der verbliebenen Affen wie der Blitz – es waren diejenigen, die mit der Frotteepuppe aufgewachsen waren. Offensichtlich fühlten sich die von ihrer eigenen Mutter aufgezogenen Affen am sichersten. Vielleicht

## Weitergabe von Fürsorgeverhalten an die nächste Generation

Harlows Beobachtungen werden durch die Studienergebnisse des kanadischen Forschers Michael Meaney unterstützt. Dieser beobachtete zunächst, dass sich einige Rattenmütter mehr als andere mit ihren Jungen beschäftigten. Sie leckten ihre Jungen in deren erster Lebenswoche besonders ausgiebig, lagen besonders häufig in enger Nähe bei ihnen und wärmten sie. Als die Jungen dieser Rattenmütter ausgewachsen waren, zeigten sie im Vergleich zu den Kindern weniger fürsorglicher Rattenmütter weniger Angst. Auch waren sie kommunikativer und konnten mit Stresssituationen besser umgehen.

Als die weiblichen Nachkommen der besonders fürsorglichen Rattenmütter ihrerseits Junge bekamen, kümmerten auch sie sich wieder besonders liebevoll und fürsorglich um ihren Nachwuchs. Demnach setzt sich fürsorgliches Verhalten in nachfolgenden Generationen fort.

Ursprünglich glaubte man, die beobachteten Unterschiede im Verhalten beruhten auf genetischen Unterschieden. Michael Meaney führte jedoch Experimente durch, die dem widersprachen. Wenn Rattenjunge einer Mutter, die sich intensiv um sie kümmerte, sie viel leckte und sehr kommunikativ war, weggenommen und von einer anderen, weniger fürsorglichen Rattenmutter aufgezogen wurden, übernahmen die Jungen die Eigenschaften ihrer „Pflegemutter". Sie wurden ängstlicher, weniger sozial und stressanfälliger.

Und als sie selbst Junge bekamen, kümmerten sie sich keineswegs besonders gut um ihren Nachwuchs. Entsprechend übernahmen die Jungen einer weniger fürsorglichen Mutter, wenn sie bei einer „Pflegemutter" aufwuchsen, die sie viel leckte, deren Eigenschaften.

Aus diesen Ergebnissen zog man den Schluss, dass die beobachteten Unterschiede im Verhalten der Ratten nicht auf genetische Unterschiede zurückzuführen sind. Entscheidend sind vielmehr die frühen Erfahrungen mit der jeweiligen Mutter. Je mehr taktile Interaktion, etwa durch Lecken, eine Ratte in ihrer ersten Lebenswoche erfahren hatte, desto sozialer und ruhiger war sie als ausgewachsenes Tier. Offensichtlich war das hohe Maß an taktiler Stimulation und Nähe für diese Entwicklung verantwortlich.

All dies lässt sich auch auf physiologischer Ebene erklären: *Die Aktivität bestimmter Gene lässt sich früh im Leben beeinflussen – die Gene können aktiviert oder inaktiviert werden.* Dieses Phänomen bezeichnet man als **Epigenetik**.

## Nähe – ein eigenständiges Bedürfnis

Harlows Erkenntnisse aus seinen Forschungen über Affenbabys sind noch in anderer Hinsicht grundlegend: Die Babys mögen das, was weich und warm ist – sie werden regelrecht davon angezogen. In einem von Harlows Experimenten hatten die Affenbabys die Wahl zwischen einer Drahtpuppe mit einer Trinkflasche und einer mit Frotteestoff bezogenen Attrappe ohne Trinkflasche, die durch ein Licht erwärmt wurde. Wie sich zeigte, hielten sich die kleinen Affen nahezu immer bei der warmen und kuscheligen Mutter auf, obwohl sie von ihr keine Nahrung bekamen. Zu der Drahtpuppe gingen sie nur, um zu trinken. Durch diese Ergebnisse wurde etwas sehr Wichtiges in den Fokus gerückt: Es existiert ein ausgeprägtes Grundbedürfnis nach Nähe, das von dem Bedürfnis nach Nahrung unabhängig ist. Die Affenbabys verbrachten die allermeiste Zeit bei der Frotteepuppe – vor allem, wenn sie Angst hatten und Trost brauchten. Durch die Nähe zu der Frotteepuppe wurden sie ruhig und ließen sich trösten. Wärme und Weichheit hatte also einen aktiv beruhigenden Einfluss auf die kleinen Affen.

**Der Hunger der Haut**

Als Harlow beobachtete, dass die Nähe zu dem weichen und warmen Frotteestoff eine aktiv beruhigende Wirkung ausübt, wusste er Folgendes noch nicht: Von der Haut ausgehende sensorische Nerven werden durch Wärme und Berührung stimuliert und rufen dann Ruhe und soziale Interaktion hervor. In seinem Buch *Touching – The Human Significance of the Skin* prägte Ashley Montagu den Begriff „Hauthunger" (*skin hunger*). Damit wollte er das besondere Bedürfnis nach Nähe beschreiben, das in Harlows Experimenten zum Ausdruck kam – ein Verlangen, welches durch das Erfahren von Nähe befriedigt wird, so wie man ganz gewöhnlichen Hunger durch das Zuführen von Nahrung stillt.

## 3.5 John Bowlby und Bindung

Lange bevor der Begriff des Bonding geprägt wurde, verwendete man bereits den Terminus Bindung. Dieser beschreibt ein grundlegendes Phänomen, das Menschen vereint und ihnen ein Gefühl der Zusammengehörigkeit verleiht. Allerdings glaubte man ursprünglich, dies beruhe allein auf geistigen Prozessen und ließe sich daher nur im Rahmen der Psychologie erklären. Mit dem Engländer John Bowlby (1907–1990) wandelte sich diese Sichtweise. Bowlby, ein Arzt, Psychiater und Psychoanalytiker, interessierte sich für die Studien über Prägungsverhalten, die Lorenz bei Tieren durchgeführt hatte. Zunehmend betrachtete er die Bindung des Kindes zu seinen Eltern, insbesondere zur Mutter, als ein teilweise biologisches Phänomen. Genau wie Harlow vermutete Bowlby, dass ein Kind zu seiner Mutter will, um Nähe und Liebe zu erhalten – nicht nur Nahrung. Indem das Kind die positiven Erfahrungen mit der Mutter, dem Vater oder einer anderen wichtigen Person als sichere und verlässliche Basis begreift, entwickelt es Selbstwertgefühl und Selbstsicherheit.

Für Bowlby war Bindung eine angeborene notwendige Überlebensstrategie – ein Weg für das Kind, Nähe, Liebe, Sicherheit, Fürsorge und Schutz zu erhalten. Zudem war er der Ansicht, beim etwas älteren Kind werde das Bedürfnis nach Nähe zur Mutter nur dann aktiviert, wenn es ängstlich oder besorgt sei.

Wie wichtig es ist, dass ein Kind seine Eltern um sich hat, zeigte sich ganz deutlich, als Bowlby die Folgen von Evakuierungen während des Zweiten Weltkriegs schilderte. Damals wurden viele Londoner Kinder vorübergehend aufs Land geschickt, um den Gefahren und Schrecken der deutschen Bombenangriffe zu entgehen. Als man nach dem Krieg die Auswirkungen der Evakuierung auf diese Kinder untersuchte, stellte man verblüfft fest, dass diejenigen, die ihre Eltern verlassen und aufs Land ziehen mussten, psychisch instabiler wirkten als die Kinder, die mit ihren Eltern im gefährlichen London geblieben waren.

John Bowlby hatte hierfür folgende Erklärung: Die Kinder, welche die Schrecken der Bombenangriffe erlebt hatten, seien mit einem „Schutzpanzer gegen belastende Ereignisse" ausgestattet gewesen, weil ihre Eltern bei ihnen waren. Diejenigen, die man weggebracht hatte, seien zwar den Luftangriffen entkommen, hätten aber stattdessen die negativen Auswirkungen der Trennung von ihren Eltern erleiden müssen. Als die Kinder von den Eltern getrennt gewesen seien, sei das tröstende innere Bild von ihnen zunehmend verblasst und der Kummer demzufolge immer größer geworden.

Gemeinsam mit seiner Kollegin Mary Ainsworth (1913–1999) beschrieb John Bowlby auch, wie die frühen Beziehungserfahrungen eines Kindes die Entwicklung des individuellen zukünftigen Bindungsstils beeinflussen können. So verdeutlichten Untersuchungen an Kindern, die lange Krankenhausaufenthalte hinter sich hatten, die negativen Auswirkungen von Trennungen auf ihren Bindungsstil und auf ihre spätere seelische Gesundheit. Es wurden drei Typen der Bindung zur Mutter unterschieden: sicher, unsicher ambivalent und unsicher vermeidend. Unter einer sicheren Bindung versteht man grob gesagt, dass das Kind Mutter oder Vater als verlässliche Basis empfindet, von der aus sich die Welt erkunden lässt, und als sicheren Hafen, zu dem es zurückkehren kann, wenn es Angst verspürt. Dagegen gelingt es einem Kind mit unsicherer Bindung aus vielerlei Gründen nicht, mithilfe der Eltern seine inneren Ängste zu kontrollieren. Je feinfühliger und zugänglicher die primären Bezugspersonen sind, desto sicherer ist auch die Bindung.

Laut Ainsworth und Bowlby beeinflussen unsere Erfahrungen in frühen Beziehungen, wie wir uns als Erwachsene zueinander verhalten. In späteren Beziehungen reagieren wir genauso wie gegenüber Mutter oder Vater. Bowlby schloss jedoch nie aus, dass wir ungeachtet ungünstiger vergangener Bindungserfahrungen später auch positive Bindungen eingehen können.

Hervorzuheben ist, dass John Bowlbys Zeitgenossen seinen Theorien gegenüber nicht immer gerade zimperlich waren. Bei einer Vorlesung in England, in der er seinen biologisch geprägten Ansatz der Bindungstheorie erläutern wollte und nicht die vorherrschenden psychoanalytischen Theorien, wurde er von allen Zuhörern in dem überfüllten Hörsaal ausgebuht und musste den Raum verlassen.

## Nähe, Berührung und Bindung

Bowlby erläuterte das Phänomen der Bindung zwar stärker aus einer biologischen Perspektive als die Experten vor ihm, schlug aber nicht den Bogen zu einem physiologischen Erklärungsmodell. Dank modernerer Verfahren und Methoden ist es mittlerweile möglich, Anatomie und Funktionen des Menschen besser zu ergründen. So lässt sich erklären, warum Nähe für unser physisches Überleben so wichtig ist. Auf jeden Fall aber passen John Bowlbys Darstellung der kindlichen Bindung an die Mutter und Harry Harlows Erkenntnisse sehr gut zu dem physiologischen Modell der Nähe, das in diesem Buch vorgestellt wird und die wichtige Rolle von Berührung und Nähe hervorhebt.

## Weiterführende Literatur

Ainsworth MD (1985) Patterns of infant–mother attachments: antecedents and effects on development. Bull N Y Acad Med 61:771–791

Bowlby J (1969) Attachment and loss. Bd 1: attachment. Basic Books, New York. Deutsche Ausgabe (2006): Bindung und Verlust. Bd 1: Bindung. Reinhardt, München

Bowlby J (1973) Attachment and loss. Bd 2: separation. Basic Books, New York. Deutsche Ausgabe (2006): Bindung und Verlust. Bd 2: Trennung. Angst und Zorn. Reinhardt, München

Bowlby J (1980) Attachment and loss. Bd 3: loss: sadness and depression. Basic Books, New York. Deutsche Ausgabe (2006): Bindung und Verlust. Bd 3: Verlust. Trauer und Depression. Reinhardt, München

Bystrova K, Ivanova V, Edhborg M, Matthiesen AS, Ransjö-Arvidson AB, Mukhamedrakhimov R, Uvnäs Moberg K, Widström AM (2009) Early contact versus separation: effects on mother–infant interaction one year later. Birth 36:97–109

Champagne FA, Meaney MJ (2008) Transgenerational effects of social environment on variations in maternal care and behavioral response to novelty. Behav Neurosci 121:1353–1363

Francis DD, Champagne FC, Meaney MJ (2000) Variations in maternal behaviour are associated with differences in oxytocin receptor levels in the rat. J Neuroendocrinol 12:1145–1148

Harlow HF, Rowland GL, Griffin GA (1964) The effect of total social deprivation on the development of monkey behavior. Psychiat Res Rep Amer Psychiat Ass 19:116–135

Klaus MH, Jerauld R, Kreger NC, McAlpine W, Steffa M, Kennel JH (1972) Maternal attachment. Importance of the first postpartum days. N Engl J Med 286:460–463

Lorenz K (1935/1957) Companionship in birdlife. In: Schiller CH (Hrsg) Instinctive Behaviour. International Universities Press, New York. Deutsche Ausgabe (1935/1973): Der Kumpan in der Umwelt des Vogels. Der Artgenosse als auslösendes Moment sozialer Verhaltensweisen. Nachdruck. Deutscher Taschenbuch Verlag, München

Lorenz K (1963) King Solomon's ring: new light on animal ways. Routledge, London. Deutsche Ausgabe (1949/2000): Er redete mit dem Vieh, den Vögeln und den Fischen, 41. Aufl. Deutscher Taschenbuch Verlag, München

Montagu A (1986) Touching: the human significance of the skin. 3. Aufl. Harper and Row, New York. Deutsche Ausgabe (2004): Körperkontakt – die Bedeutung der Haut für die Entwicklung des Menschen. Übers. von Eva Zahn. 11. Aufl. Klett-Cotta, Stuttgart

Pavlov IP (1927) Conditioned Reflexes. Oxford University Press

Seay B, Alexander BK, Harlow HF (1964) Maternal behavior of socially deprived rhesus monkeys. J Abnorm Psychol 69:345–354

Spinelli S, Schwandt ML, Lindell SG, Newman TK, Heilig M, Suomi SJ, Higley JD, Goldman D, Barr CS (2007) Association between the recombinant human serotonin transporter linked promoter region polymorphism and behavior in rhesus macaques during a separation paradigm. Dev Psychopathol 19:977–987

Suomi SJ, van der Horst FC, van der Veer R (2008) Rigorous experiments on monkey love: an account of Harry F. Harlow's role in the history of attachment theory. Integr Psychol Behav Sci 42:354–369

# 4
# Wie wird der Körper gesteuert?

Unser Gehirn kann körperliche Vorgänge über zwei Wege steuern:

- über **Nervenbahnen** (zentrales und peripheres Nervensystem);
- durch **Hormone**, die über den Blutkreislauf an die Zielorgane gelangen.

Betrachten wir zunächst die Steuerung über Nervenbahnen. Das **zentrale Nervensystem** besteht aus zwei Teilen: dem Gehirn und dem Rückenmark. Das **periphere Nervensystem**, das sich in das willkürliche (oder somatische) Nervensystem und das autonome (oder vegetative) Nervensystem untergliedern lässt, besteht aus Nervenbahnen, die den Kontakt zwischen dem Gehirn und dem übrigen Körper herstellen. Diese können in beiden Richtungen verlaufen. Es gibt Nervenbahnen, die vom Gehirn bzw. zentralen Nervensystem ausgehen (**efferente Nervenbahnen**) und Nervenbahnen, die zu ihm hinführen (**afferente Nervenbahnen**).

Nervenbahnen bestehen aus einer Vielzahl von Nervenzellen. Jede Nervenzelle (**Neuron**) besteht aus einem Zellkörper mit einer Reihe von Zellfortsätzen. Diejenigen Fort-

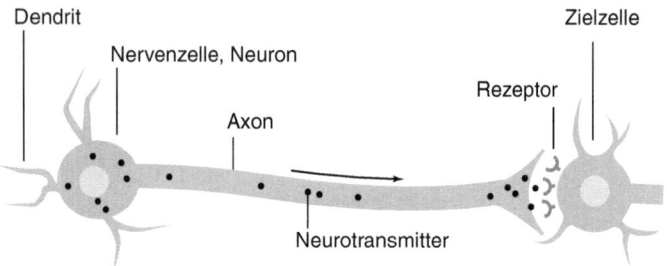

**Abb. 4.1** Schematische Darstellung einer Nervenzelle (Neuron). (© Airi Iliste)

sätze, die Impulse von anderen Neuronen empfangen, heißen **Dendriten** und diejenigen, die Impulse senden, nennt man **Axone**.

Wird eine Nervenzelle aktiviert, setzt das Axon Überträgerstoffe frei, die Rezeptoren an einem anderen Neuron oder am Zielorgan erreichen sollen. Diese Überträgerstoffe, die man **Neurotransmitter** nennt, geben also die Signale von einer Nervenzelle zur anderen auf chemischem Wege weiter. Sie werden in speziellen Bläschen am Axonende gespeichert und in Reaktion auf einen Nervenimpuls in den synaptischen Spalt, den Bereich zwischen Axon und Zielzelle, ausgeschüttet (Abb. 4.1).

## 4.1 Aufbau des Gehirns

Das Gehirn besteht aus mehreren Schichten, die entwicklungsgeschichtlich unterschiedlich alt sind. Es lässt sich grob in die „moderne" Großhirnrinde (Cortex) und die evolutionär älteren Komponenten (limbisches System, Hirnstamm und Rückenmark) unterteilen. Ganz außen be-

# 4 Wie wird der Körper gesteuert?

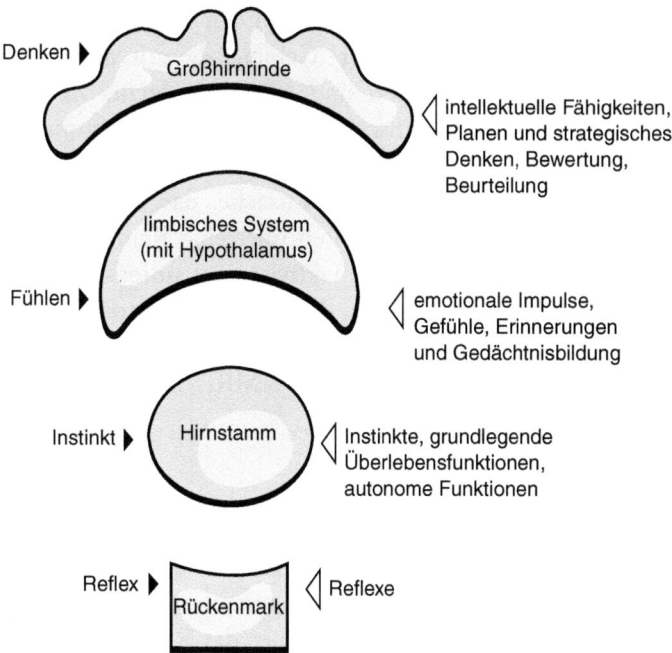

**Abb. 4.2** Schematische Darstellung der verschiedenen Funktionen des zentralen Nervensystems. (© Airi Iliste)

findet sich die gefaltete **Großhirnrinde**. Hier finden unterschiedlichste höhere Verarbeitungsprozesse statt, wie etwa Planen, strategisches Denken, Sprache oder Urteilsbildung.

Der Großhirnrinde am nächsten ist das **limbische System**. Es ist ein wichtiger Bereich für Gefühle, emotionale Impulse, Gedächtnis und Lernvermögen. Darunter, tiefer eingebettet, liegt der **Hirnstamm**. Er ist für Instinkte, grundlegende autonome Überlebensfunktionen und Reaktionen zuständig. Das **Rückenmark** schließlich steuert Reflexe (Abb. 4.2).

Sowohl in den älteren als auch in den jüngeren Hirnbereichen gibt es klar definierte Gebiete, die mit verschiedenen Funktionen assoziiert sind. Gerade in letzter Zeit hat das Wissen über spezifische Funktionen, die bestimmten Hirngebieten zugeordnet sind, extrem zugenommen. Dies verdanken wir vor allem der Tatsache, dass die Hirnforschung seit einigen Jahrzehnten über eine Reihe von Verfahren verfügt, die die Hirnaktivität auf unterschiedliche Weise sichtbar machen. Zu den gebräuchlichsten Techniken gehören die Computertomografie (CT), die funktionelle Magnetresonanztomografie (fMRI) und die Positronenemissionstomografie (PET).

## Vom Gehirn ausgehende Nervenbahnen

Die Bewegung der Muskeln wird durch das **willkürliche** (oder somatische) Nervensystem gesteuert. Die dazugehörigen Nervenbahnen verlaufen über das Rückenmark. Sie stehen mit demjenigen Teil der Großhirnrinde in Verbindung, der die Bewegungen unseres Körpers kontrolliert. Die Aktivität dieser Nerven können wir durch unseren Willen beeinflussen.

Die Nervenverbindungen des **autonomen** (oder vegetativen) Nervensystems steuern die Aktivität der inneren Organe wie Herz, Lunge und Magen. Sie beeinflussen damit z. B. Atmung, Verdauung, Blutdruck und Puls. Diese Funktionen können wir nicht direkt durch unseren Willen steuern. Sie unterliegen vielmehr der Kontrolle der älteren Hirnbereiche, etwa des Hypothalamus und des Hirnstamms.

# 4 Wie wird der Körper gesteuert?

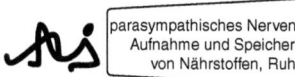

**Abb. 4.3** Schematische Darstellung der Funktion des parasympathischen und sympathischen Nervensystems. (© Airi Iliste)

Das autonome Nervensystem unterteilt man wiederum in zwei Komponenten: das **sympathische** und das **parasympathische** Nervensystem. Der Einfachheit halber könnte man sagen, dass diese beiden Komponenten gegensätzliche Funktionen erfüllen. Das sympathische Nervensystem ist für eine Erhöhung der Aktivität zuständig, beispielsweise im Zusammenhang mit körperlicher Anstrengung oder verschiedenen Stressreaktionen. Das parasympathische Nervensystem hat mit Ruhe zu tun und ist für die Steuerung der Verdauung und die Speicherung von Nährstoffen verantwortlich. Diese Funktionen werden im Wesentlichen vom Vagusnerv reguliert, der viele innere Organe mit dem Gehirn verbindet (Abb. 4.3).

## Zum Gehirn hinführende Nervenbahnen

Das Gehirn wird ständig mit Informationen aus der Außenwelt und dem Körperinneren versorgt. Durch unsere Sinne wie Sehen, Hören, Schmecken, Riechen und Tasten erfahren wir, was in unserer Umgebung passiert. Diese Informationen werden dann über verschiedene Nervenbahnen ans Gehirn übermittelt.

*Die Informationen aus der Welt um uns herum beeinflussen uns deutlich mehr, als uns bewusst wird.* Ohne dass wir bewusst wahrnehmen, was geschieht, können Reize aus der Außenwelt beispielsweise Angst und Schrecken bzw. Kampf- oder Fluchtreaktionen auslösen. Andererseits kann uns unsere Umgebung auch signalisieren, dass alles ruhig und sicher ist, worauf wir mit Wohlbehagen, Entspannung und Gelassenheit reagieren. Auch Beziehungssignale erreichen uns – in jedem Moment, in dem wir mit anderen Menschen zusammen sind, – über unsere verschiedenen Sinnessysteme. Sie werden ebenfalls zum allergrößten Teil unbewusst verarbeitet. So nehmen wir oft feine Veränderungen in der Stimme, im Gesicht und in der Körperhaltung wahr und werden hierdurch beeinflusst, ohne dass uns hiervon etwas bewusst wird. Soziale Informationen, die uns über das Sinnesorgan „Haut" erreichen, werden ebenfalls in großen Anteilen unbewusst verarbeitet. In noch stärkerem Maße gilt das für unser Geruchssystem. *Gerade die unbewusst wahrgenommenen und verarbeiteten Sinnesinformationen spielen für unsere Beziehungen in vielerlei Hinsicht eine bedeutende Rolle. Dies hängt damit zusammen, dass unser Beziehungssystem entwicklungsgeschichtlich sehr alt ist.* Hierauf gehen wir in späteren Kapiteln noch ein.

## 4.2 Hormone

Neben dem zentralen Nervensystem gibt es ein weiteres wichtiges Kontroll- und Steuerungszentrum: das Hormonsystem. Hormone sind Moleküle. Sie werden von dem Organ, in dem sie gebildet werden, in die Blutbahn ausgeschüttet und erreichen ihre Zielorgane über das Blut. Für die Erzeugung und Ausschüttung der meisten Hormone ist ein kleines Organ im Gehirn verantwortlich: die Hirnanhangdrüse oder **Hypophyse**. Diese wird vom **Hypothalamus** reguliert, einem Teil des limbischen Systems direkt oberhalb der Hypophyse. Der Hypothalamus spielt bei der Kontrolle und Koordination verschiedener Körperfunktionen eine ganz entscheidende Rolle.

Auch im Magen-Darm-Trakt werden viele Hormone produziert. Die dort erfolgende Hormonproduktion und -freisetzung wird ebenfalls durch den Hypothalamus gesteuert und zwar über den Vagusnerv. Die Hormone des Magen-Darm-Traktes, z. B. Gastrin, Cholecystokinin und Sekretin, sind für eine geregelte Verdauung erforderlich, erfüllen jedoch auch wichtige Funktionen im Zusammenhang mit Nahrungsaufnahme, Wachstum, Appetitregulation und Gefühlen. Magen-Darm-Hormone gelangen über die Blutbahn in verschiedene Bereiche des Körpers. Der Magen-Darm-Trakt kann seinerseits auch wieder über sensorische Verbindungen innerhalb des Vagusnervs das Gehirn beeinflussen (siehe Abb. 9.2).

Die Hypophyse, in der die meisten Hormone produziert werden, besitzt einen Vorder- und einen Hinterlappen. Der Hypophysenvorderlappen ist zuständig für die Produktion zahlreicher Hormone. Hierzu gehören Hormone, die die Milchproduktion steuern, Schilddrüsenhormone, Sexualhormone und Stresshormone. Über den Hypophysenhinterlappen werden andere wichtige Hormone wie Oxytocin und Vasopressin ausgeschüttet.

## Cortisol, ein Stresshormon

Auch im Zusammenhang mit körperlichen Veränderungen bei Stress spielen Hormone eine wichtige Rolle. Ein ganz wichtiges Stresshormon ist das Cortisol. Cortisol ist zunächst einmal ein lebensnotwendiges Hormon, das in der Nebennierenrinde gebildet wird und dafür sorgt, dass Blutdruck und Blutzuckerspiegel nicht abfallen. Ohne Cortisol würden wir sterben. Aus diesem Grund enthält unser Blut immer eine gewisse Menge davon. In Stress- und Angstsituationen werden große Mengen Cortisol ausgeschüttet. Ein langfristig hoher Cortisolspiegel hat für den Körper negative Folgen. Insbesondere wird das Immunsystem geschwächt und der Blutzuckerspiegel steigt erheblich. Ein kurzfristig erhöhter Cortisolspiegel hingegen stärkt die Funktion des Immunsystems. Kurz gesagt: *Die Regulation von Cortisol ist von zentraler Bedeutung für unsere Gesundheit und unser Wohlbefinden.* Gleiches gilt für das Hormon ACTH, oder Adrenocorticotropin, das vom Hypophysenvorderlappen freigesetzt wird und die Ausschüttung von Cortisol steuert.

Die Cortisolproduktion wird über die **HHN-Achse** (die Hypothalamus-Hypophysen-Nebennierenrinden-Achse) reguliert. Im Hypothalamus wird die Kontrollsubstanz CRF (Corticotropin Releasing Factor) gebildet, die über kleine Blutgefäße in den Hypophysenvorderlappen gelangt. CRF regt die Freisetzung des Hormons ACTH an, das im Hypophysenvorderlappen produziert wird und seinerseits über die Blutbahn die Ausschüttung von Cortisol in der Nebennierenrinde steuert (Abb. 4.4).

Der **Hippocampus** ist dasjenige Hirnareal, das mit Gedächtnis und Lernvermögen in Zusammenhang steht; zu-

## 4 Wie wird der Körper gesteuert?

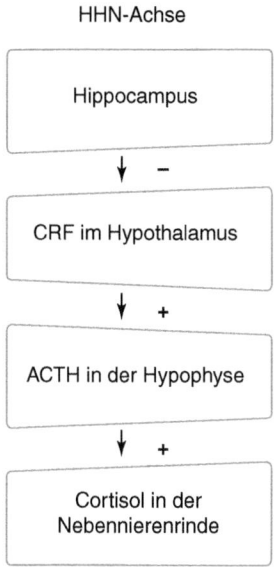

**Abb. 4.4** Darstellung der HHN-Achse, die zeigt, wie die im Hypothalamus gebildete Substanz CRF die Ausschüttung von ACTH aus der Hypophyse steuert. ACTH gelangt über die Blutbahn in die Nebenniere und regt die Ausschüttung von Cortisol in der Nebennierenrinde an. Die Freisetzung von CRF im Hypothalamus unterliegt ihrerseits der hemmenden Kontrolle durch den Hippocampus. (© Airi Iliste)

dem ist er eine wichtige Schaltstation zwischen verschiedenen Sinneseindrücken. Normalerweise unterdrücken Impulse aus dem Hippocampus die Freisetzung von CRF im Hypothalamus und somit die Aktivität der gesamten HHN-Achse. Wird die Hippocampus-Bremse gelockert, steigt der Cortisolspiegel.

Auch von der **Amygdala** gehen Nervenverbindungen aus, die CRF enthalten. Sie führen in den Locus caeruleus im Hirnstamm, ein wichtiges Regulationszentrum für Aggression, Erregung und Aktivierung des sympathischen Nervensystems. Die Amygdala ist ein bedeutender Bestandteil des limbischen Systems und mit Angst und Furcht assoziiert. Sinnesreize aus der Außenwelt werden von der Amygdala als gefährlich oder ungefährlich eingestuft. Nimmt sie die Umgebung als gefährlich wahr, entsteht Angst. Ein erhöhter CRF-Spiegel bewirkt also sowohl das Empfinden von Angst und Stress als auch die damit einhergehenden körperlichen Reaktionen.

## Oxytocin und Vasopressin

Der **Hypophysenhinterlappen** schüttet die Hormone Oxytocin und Vasopressin aus. Nervenverbindungen, die diese Substanzen enthalten, erstrecken sich vom Hypothalamus zum Hypophysenhinterlappen. Von dort werden diese Hormone in die Blutbahn abgegeben (Abb. 4.5). Darüber hinaus münden Nervenverbindungen mit Oxytocin und Vasopressin in viele weitere Hirnbereiche und beeinflussen diese. Auf diese Weise werden die Auswirkungen von Oxytocin und Vasopressin im Gehirn mit ihren Auswirkungen im Körper koordiniert.

Auf die Wirkungsweise von Oxytocin und teilweise auch von Vasopressin gehen wir im nächsten Kapitel ausführlicher ein. Vorab wird jedoch beschrieben, wie die Oxytocinausschüttung über die Haut stimuliert werden und hierüber unsere Beziehungen beeinflussen kann.

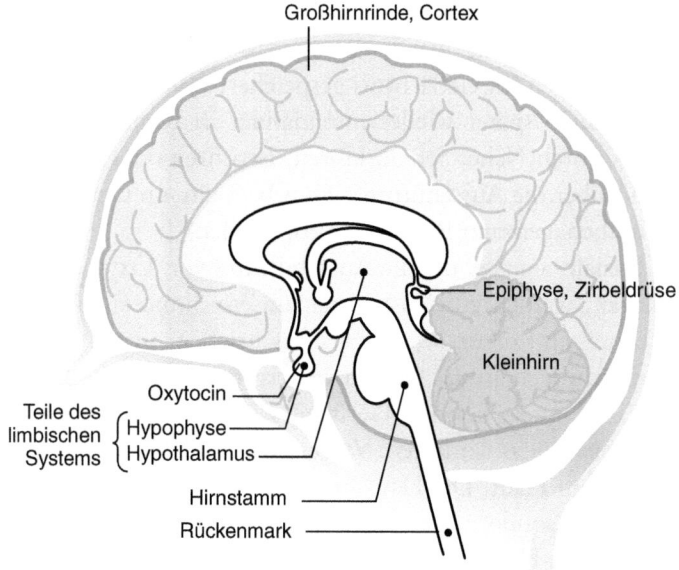

**Abb. 4.5** Ein Schnitt durch das menschliche Gehirn verdeutlicht die Lage von Hypothalamus und Hypophyse. (© Airi Iliste)

## 4.3 Die Haut – ein Weg zum Oxytocin

In den unterschiedlichen Formen von Beziehungen zwischen Säugetieren spielt Oxytocin eine zentrale Rolle. Es sorgt dafür, dass die Beziehung entsteht und aufrechterhalten wird. Das gelingt, weil Oxytocin die Angst vor unbekannten Individuen verringert und zudem den Wunsch weckt, anderen nah zu sein und mit ihnen zu interagieren.

Oxytocin erleichtert es, andere Individuen gut wahrzunehmen, zu erkennen und zu verstehen, indem es die Empfindlichkeit der verschiedenen Sinne für soziale Signale erhöht. Gleichzeitig begünstigt es, dass die entsprechenden Erfahrungen im Gedächtnis gespeichert werden. Wenn die Individuen später wieder miteinander in Kontakt treten, sei es durch Nähe, Sehen, Hören, Berühren oder Riechen, kann über die Ausschüttung von Oxytocin ein Gefühl von Wohlbehagen und Ruhe ausgelöst werden.

Soziale Signale, die die Ausschüttung von Oxytocin bewirken, werden zunächst durch unsere Sinnesorgane verarbeitet und dann, wie bereits beschrieben, über Nervenverbindungen an das Gehirn weitergeleitet. Entsprechende soziale Signale können Gerüche sein, visuelle Eindrücke oder etwas, das wir hören. Vergessen wird dabei oft das Sinnessystem Haut. Die Haut ist nicht nur unser ältestes Sinnesorgan, sondern auch das größte. Bei einem Erwachsenen beträgt die Hautoberfläche rund zwei Quadratmeter.

## Die Eigenschaften der Haut

Die Haut entsteht aus dem Ektoderm, der äußersten der drei embryonalen Zellschichten. Auch Gehirn und Rückenmark entwickeln sich aus dem Ektoderm. Dass Haut und Gehirn in der Embryonalentwicklung einen gemeinsamen Ursprung haben, hilft uns zu verstehen, warum die Haut nicht nur ein Schutzschild vor der Außenwelt ist, sondern auch eine wichtige Verbindung zu ihr.

Die Haut entwickelt sich als Erstes der Sinnesorgane. Schon im Alter von sechs Wochen reagiert ein Embryo auf Berührung. Später entwickeln sich aus der Haut die Sinnesorgane für Sehen, Hören, Geschmacks- und Geruchssinn. Insofern könnte man sagen, *dass die Haut der Vorläufer al-*

*ler anderen Sinnesorgane ist*, eine Art „Mutter der Sinne". Weil der „Hautsinn" so alt ist, werden die meisten der von der Haut empfangenen Informationen durch die älteren Hirnbereiche verarbeitet, die auch grundlegende Gefühle und physiologische Reaktionen steuern. Da diese Informationen nicht sehr eindeutig und bewusst wahrzunehmen sind und wir die Reaktionen, die durch solche Reize hervorgerufen werden, nicht willentlich beeinflussen können, neigen wir dazu, die von der Haut gelieferten Informationen zu unterschätzen. Die Eindrücke, die uns die sehr viel „moderneren" Sinnesorgane liefern – etwa unsere Ohren und insbesondere unsere Augen –, halten wir hingegen für wichtiger, als sie sind.

Wir übersehen also die Fähigkeit der Haut, Informationen aus unserer Umgebung aufzunehmen und ans Gehirn weiterzuleiten. Höchstwahrscheinlich deswegen hat auch die Medizin die entscheidende Rolle der Haut in Zusammenhang mit Nähe und Beziehungen unterschätzt.

## Sinnesrezeptoren und sensorische Nerven

In der Haut befinden sich zahlreiche kleine Strukturen oder Sinnesrezeptoren, die auf verschiedenste Informationen aus der Außenwelt reagieren. Sie werden beispielsweise durch Verletzungen, giftige Substanzen oder Temperaturunterschiede, aber auch durch Druck oder Berührung aktiviert.

Die über die Sinnesrezeptoren der Haut aufgenommenen Informationen werden über sensorische Nerven weitergeleitet. Diese gelangen von hinten ins Rückenmark, wo sie sich mit anderen Nerven vereinigen, die durch das Rückenmark bis zum Gehirn hinführen. So steht die Haut mit dem Gehirn und anderen Teilen des Nervensystems in sehr enger Verbindung.

Die sensorischen Nerven übermitteln dem Gehirn Informationen über eine Vielzahl verschiedener Zustände der Haut: Schmerz, Berührung, Temperatur sowie die Intensität von Druck. Gemeinhin unterteilt man die von der Haut ausgehenden Nerven in dicke und dünne Nervenfasern.

Die **dicken Nervenfasern** sind von einer fetthaltigen Schicht, der Myelinschicht, umgeben. Diese Nerven sind *schnell leitend*. Wenn die Haut berührt oder beschädigt wird, geben sie die Informationen über den Ort und die Art der Berührung oder Beschädigung schnell weiter.

Die **dünneren Nervenfasern** oder C-Fasern übermitteln Nervenimpulse *langsamer*. Sie sind entwicklungsgeschichtlich älter als die dickeren und rufen keine klare, lokalisierbare Sinneswahrnehmung hervor. Unter anderem spielen sie bei der Schmerzwahrnehmung eine Rolle. Ein typisches Beispiel sind Zahnschmerzen – auch wenn diese sehr heftig sind, kann man manchmal nicht genau bestimmen, welcher Zahn wehtut.

Die Wissenschaftler Håkan Olausson und Åke Vallbo aus Göteborg haben entdeckt, dass ein Teil der C-Fasern, die sogenannten CT-Fasern, auch auf Berührung reagieren – allerdings nicht auf beliebige Berührungen, sondern speziell *auf langsames Streicheln der Haut.* Am stärksten reagieren die CT-Fasern, wenn die Haut mit einer Geschwindigkeit von 1–10 cm pro Sekunde gestreichelt wird. Genau diese Geschwindigkeit des Streichelns nehmen Menschen auch als besonders wohltuend war. Man hat festgestellt, dass dieses Streicheln die Insula aktiviert, einen Hirnbereich, der mit Gefühlen von Wohlbehagen in Zusammenhang steht.

Håkan Olausson und seine Mitarbeiter haben in diesem Zusammenhang eine kanadische Familie untersucht, der die dicken sensorischen Nerven mit Myelinschicht fehlen, während die dünneren Fasern noch vorhanden sind. Mit Hilfe der fMRI, einem Verfahren, das Hirnareale, welche bei bestimmten Prozessen aktiviert werden, heller als benachbarte Regionen aufleuchten lässt, konnten sie zeigen, dass bei Mitgliedern der Familie die Insula nach wie vor durch Berührung aktiviert wird – jedoch nur, wenn man die Haut mit einer Geschwindigkeit von 1–10 cm pro Sekunde streichelt. Dieses Ergebnis stützt die Annahme, dass die CT-Fasern wichtig für die Art und Weise sind, wie man Berührungen wahrnimmt, und besonders für die positiven Gefühle, die durch langsames, einfühlsames Streicheln ausgelöst werden.

Es gibt noch einen weiteren Typ dünner sensorischer C-Nervenfasern, der Informationen von der Haut zum Gehirn sendet. Diese Nervenfasern umgehen das Rückenmark und erreichen das Gehirn gemeinsam mit dem Vagusnerv, der viele innere Organe des Körpers mit dem Gehirn verbindet. Sie gehen überwiegend *von der Haut auf der Brust und der Körpervorderseite* sowie von Gebärmutter und Vagina aus und stehen in unmittelbarem Kontakt zum Hypothalamus sowie zu den Zellen, die Oxytocin produzieren. Daher sind diese Nervenfasern für die Regulierung verschiedener Hirn- und Körperfunktionen von großer Bedeutung.

## 4.4 Über die Haut können sowohl Abwehr als auch Ruhe und Frieden ausgelöst werden

Ist die Haut Reizen ausgesetzt, die für den Organismus gefährlich sind, werden unterschiedlichste Flucht- oder Abwehrreaktionen ausgelöst. Dies geschieht unter anderem über das sympathische Nervensystem und die HHN-Achse (Hypothalamus-Hypophysen-Nebennierenrinden-Achse, vgl. Abschn. 4.2). Als ungefährlich, angenehm oder sogar positiv empfundene Berührungsreize lösen hingegen Reaktionsmuster aus, die mit Ruhe und Frieden einhergehen. In diesem Fall werden Abwehr- und Stressreaktionen unterdrückt und gleichzeitig Prozesse verstärkt, die mit dem parasympathischen Nervensystem in Zusammenhang stehen und Wachstum und Heilung fördern.

Wenn die von der Haut ausgehenden sensorischen Nervenverbindungen aktiviert werden, so wirkt sich dies auf den verschiedenen Ebenen des Übertragungsweges von der Haut zum Gehirn in typischen Mustern aus. Bereits bevor die Nervenimpulse das Gehirn erreichen, werden Reaktionen ausgelöst. Im Gehirn selbst sind sowohl entwicklungsgeschichtlich ältere als auch entwicklungsgeschichtlich jüngere Bereiche betroffen. Im somatosensorischen Cortex, einem jüngeren Gehirnbereich, wird uns bewusst, wo und wann wir berührt oder verletzt worden sind. In älteren Hirnregionen können die Nervenimpulse unsere Stimmung beeinflussen, Schmerz oder Wohlbehagen erzeugen und auf Körperfunktionen einwirken, wie den Stresspegel, den Blutdruck und die Verdauung. Um diese Zusammenhänge besser zu veranschaulichen, wollen wir nun die Verarbeitungswege von Schmerz- und Berührungsreizen von der Haut zum Gehirn verfolgen.

## Wie werden Schmerzreize verarbeitet?

Bei unangenehmen oder schmerzhaften Berührungen versuchen wir, die potenzielle Gefahr zu vermindern. Zu diesem Zweck wird der Schmerzreiz auf verschiedenen Ebenen verarbeitet. Auf all diesen Ebenen kann eine Reaktion auf den schädlichen Reiz ausgelöst werden. Die Weitergabe der Information erfolgt über schmerzleitende Nervenfasern (Abb. 4.6).

Da, wo die Haut verletzt wurde oder mit einer schädlichen Substanz in Berührung kam, kann es zu einer Entzündungsreaktion kommen. Hierbei spielen Verästelungen der schmerzleitenden Nervenfasern, die wieder zurück zur Haut verlaufen, eine Rolle. Die Verästelungen enthalten Substanzen, die eine Entzündung hervorrufen, wenn sie ins umgebende Gewebe ausgeschüttet werden.

Wenn wir beispielsweise mit der Hand an eine heiße Herdplatte kommen oder unsere Hand verletzt wird, so ziehen wir sie blitzschnell zurück. Derartige reflexhafte Reaktionen werden auf der Ebene des Rückenmarks ausgelöst.

Wird ein Schmerzrezeptor stimuliert, so wird die Information auch an das Gehirn weitergeleitet. Hier findet einerseits eine Verarbeitung in entwicklungsgeschichtlich älteren Hirnregionen wie dem Hypothalamus statt. Dort kann eine Stressreaktion ausgelöst werden, die beispielsweise in einer erhöhten Aktivität des sympathischen Ner-

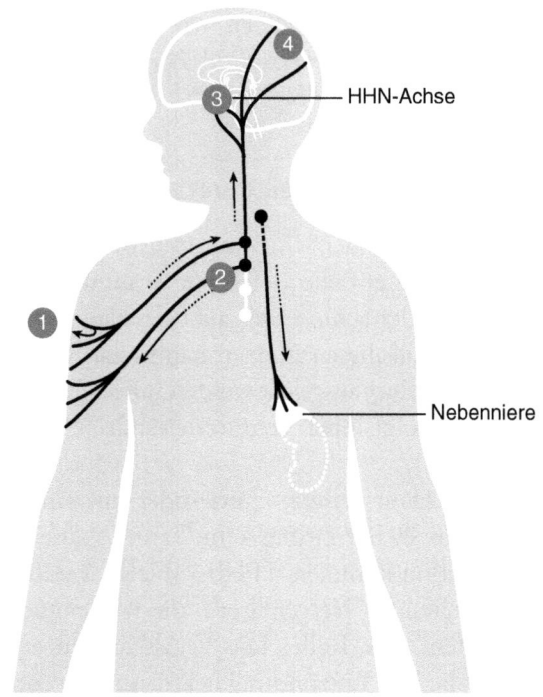

**Abb. 4.6** Schmerzreize können auf verschiedenen Ebenen des Nervensystems verarbeitet werden. (*1*) Verästelungen von den schmerzleitenden sensorischen Nervenfasern „zurück" zur Haut. (*2*) Aktivierung von Nervenverbindungen im Rückenmark, die zurück zum Ursprungsort des Schmerzes verlaufen (sogenannte spinale Reflexe). (*3*) Verarbeitung in älteren Hirnregionen, etwa im Hypothalamus. Hier kann der schmerzhafte Reiz eine Stressreaktion auslösen, wobei die HHN-Achse aktiviert wird und die Nebennierenrinde Cortisol ausschüttet. (*4*) Verarbeitung in der Großhirnrinde (bewusste Schmerzwahrnehmung wird möglich). (© Airi Iliste)

vensystems und der HHN-Achse besteht. Es kommt unter anderem zu einem Ansteigen von Herzrate und Blutdruck und zu einer Ausschüttung von Stresshormonen. Über die entwicklungsgeschichtlich älteren Teile des Gehirns können auch diffuse Schmerzen und Entzündungen hervorgerufen werden. Diese Effekte treten unter Umständen leicht verzögert auf.

Wenn die Nervenimpulse schließlich zur Großhirnrinde gelangen, können wir den unangenehmen oder schmerzhaften Reiz zusätzlich bewusst wahrnehmen und bewusst darauf reagieren.

### Wie werden Berührungsreize verarbeitet?

Wenn wir berührt werden, spüren wir fast im selben Moment, dass und wo wir berührt werden. Diese Empfindungen erzeugt der **somatosensorische Cortex**, ein Gebiet der Großhirnrinde. Darüber hinaus sind die Nervenfasern unseres Berührungssystems (dünne und dicke) jedoch auch auf anderen Ebenen in Rückenmark und Gehirn aktiv.

Die afferenten Nervenfasern des Berührungssystems besitzen kleine Verästelungen, die zur Haut zurückführen. Werden diese Nervenfasern aktiviert, so werden Impulse einerseits in der Hauptfaser zum Rückenmark weitergeleitet und andererseits in kleinen Nebenfasern zurück zur Haut gesendet. Letzteres bewirkt in dem berührten Bereich eine verstärkte Durchblutung, da die kleinen zurücklaufenden Fasern Substanzen freisetzen, die die Blutgefäße erweitern. Dadurch wird die Haut etwas wärmer, was als angenehm empfunden werden kann.

Auch über die Nervenfasern des Berührungssystems werden Reflexe auf der Ebene des Rückenmarks ausgelöst. Über Reflexbögen, die zurück zu dem berührten Hautgebiet führen, wird das Gefühl von Wärme und Wohlbehagen verstärkt. *Gleichzeitig kann die Aktivität dieser Nervenverbindungen des Berührungssystems die Aktivität der „Schmerznerven" beim Eintritt in das Rückenmark hemmen. Über diesen Weg kann Berührung Schmerz lindern.*

Bevor die Nervenbahnen, welche die Berührungsimpulse übertragen, in den somatosensorischen Cortex im jüngeren Teil des Gehirns gelangen, zweigen sie zu älteren Hirnbereichen ab – etwa zu Gebieten im Hirnstamm und im Hypothalamus –, die wichtige grundlegende Funktionen steuern. Hier regt Berührung die Ausschüttung von Oxytocin an, was unter anderem Stressreaktionen dämpft. Berührungen werden also auf den verschiedenen Ebenen des Nervensystems in gleicher Weise verarbeitet wie schädliche und schmerzhafte Reize (Abb. 4.7).

Nun haben Sie eine grobe Vorstellung davon, wie das Nerven- und das Hormonsystem des Körpers arbeiten. Diese beiden Systeme bewirken gemeinsam, wie wir uns in der Welt wahrnehmen und fühlen. Die Welt um uns herum besteht zu einem großen Teil aus engen oder weniger engen Beziehungen. Und da das durch Berührung freigesetzte Oxytocin in diesen Beziehungen eine große Rolle spielt, ist es das zentrale Thema dieses Buches. Schauen wir uns Oxytocin also einmal genauer an!

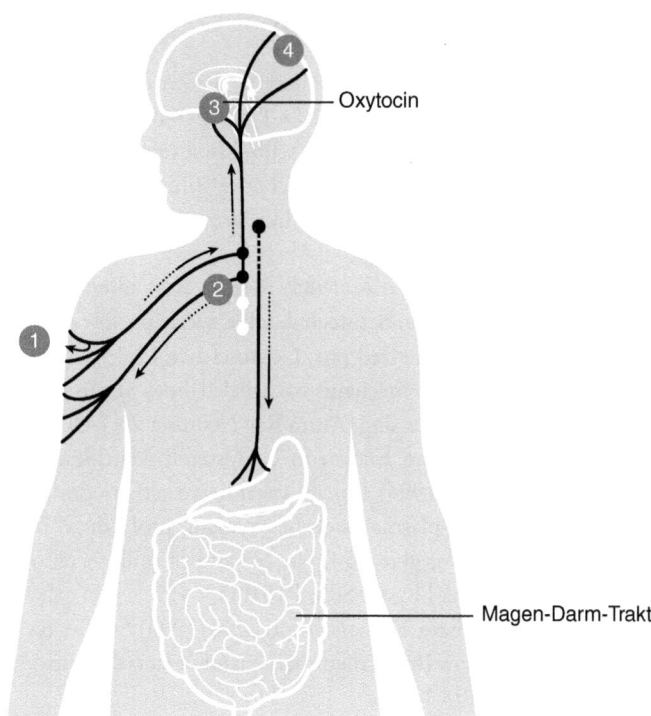

**Abb. 4.7** Berührung wirkt sich in unserem Nervensystem auf denselben Ebenen und über ähnliche Mechanismen aus wie Schmerz. Im Gegensatz zu Schmerzsignalen bewirken die durch Berührung erzeugten Nervensignale die Freisetzung von Oxytocin. Berührung führt also zu den bekannten positiven Auswirkungen des Oxytocins, wie beispielsweise Entspannung, Wohlbehagen und Aktivierung des Magen-Darm-Trakts. (© Airi Iliste)

## Weiterführende Literatur

Ågren G, Lundeberg T, Uvnäs Moberg K, Sato A (1995) The oxytocin antagonist 1-deamino-2-D-Tyr-(Oet)-4-Thr-8-Orn-oxytocin reverses the increase in the withdrawal response latency to thermal, but not mechanical nociceptive stimuli following oxytocin administration or massage-like stroking in rats. Neurosci Lett 187:49–52

Araki T, Kurosawa M, Sato A (1984) Responses of adrenal sympathetic nerve activity and catecholamine secretion to cutaneous stimulation in anesthetized rats. Neuroscience 12:231–237

Craig AD (2003) Pain mechanisms: labeled lines versus convergence in central processing. Annu Rev Neurosci 26:1–30

Eriksson M, Björkstrand E, Smedh U, Alster P, Matthiesen A-S, Uvnäs Moberg K (1994) Role of vagal nerve activity during suckling. Effects on plasma levels of oxytocin, prolactin, VIP, somatostatin, insulin, glucagon, glucose and of milk secretion in lactating rats. Acta Physiol Scand 151:453–459

Eriksson M, Lundeberg T, Uvnäs Moberg K (1996) Studies on cutaneous blood flow in the mammary gland of lactating rats. Acta Physiol Scand 158:1–6

Eriksson M, Lindh B, Uvnäs Moberg K, Hökfelt T (1996) Distribution and origin of peptide-containing nerve fibres in the rat and human mammary gland. Neuroscience 70:227–245

Guyton A (1991) Textbook of medical physiology, 8 Aufl., Kap. X. WB Saunders, Philadelphia

Holst S, Lund I, Petersson M, Uvnäs Moberg K (2005) Massage-like stroking influences plasma levels of gastrointestinal hormones, including insulin, and increases weight gain in male rats. Auton Neurosci 120:73–79

Kurosawa M, Lundeberg T, Ågren G, Lund I, Uvnäs Moberg K (1995) Massage-like stroking of the abdomen lowers blood pressure in anesthetized rats: influence of oxytocin. J Auton Nerv Syst 56:26–30

Liljencrantz J, Olausson H (2014) Tactile C fibers and their contributions to pleasant sensations and to tactile allodynia. Front Behav Neurosci 8:37

Linden A, Eriksson M, Hansen S, Uvnäs Moberg K (1990) Suckling-induced release of cholecystokinin into plasma in the lactating rat: effects of abdominal vagotomy and lesions of central pathways concerned with milk ejection. J Endocrinol 127:257–263

Lloyd DM, McGlone FP, Yosipovitch G (2015) Somatosensory pleasure circuit: from skin to brain and back. Exp Dermatol 24:321–324

Lund I, Lundeberg T, Kurosawa M, Uvnäs Moberg K (1999) Sensory stimulation (massage) reduces blood pressure in unanaesthetized rats. J Auton Nerv Syst 78:30–37

Lund I, Yu L-C, Uvnäs Moberg K, Wang J, Yu C, Kurosawa M, Ågren G, Rosén A, Lekman M, Lundeberg T (2002) Repeated massage-like stimulation induces long-term effects on nociception: contribution of oxytocinergic mechanisms. Eur J Neurosci 16:330–338

McGlone F, Wessberg J, Olausson H (2014) Discriminative and affective touch: sensing and feeling. Neuron 82(4):737–755

Montagu A (1986) Touching: the human significance of the skin, 3. Aufl. Harper and Row, New York. Deutsche Ausgabe (2004) Körperkontakt – die Bedeutung der Haut für die Entwicklung des Menschen (Übers: Zahn E). 11 Aufl. Klett-Cotta, Stuttgart

Olausson HW, Cole J, Vallbo A, McGlone F, Elam M, Kramer HH, Rylander K, Wessberg J, Bushnell MC (2008) Unmyelinated tactile afferents have opposite effects on insular and somatosensory cortical processing. Neurosci Lett 436:128–132

Olausson HW, Wessberg J, Morrison I, McGlone F, Vallbo A (2010) The neurophysiology of unmyelinated tactile afferents. Neurosci Biobehav Rev 34:185–191

Sato A (1987) Neural mechanisms of somatic sensory regulation of catecholamine secretion from the adrenal gland. Adv Biophys Res 23:905–926

Sivamani RK, Crane LA, Dellavalle RP (2009) The benefits and risks of ultraviolet tanning and its alternatives: the role of prudent sun exposure. Dermatol Clin 27:149–154

Stock S, Uvnäs Moberg K (1988) Increased plasma levels of oxytocin in response to afferent electrical stimulation of the sciatic and vagal nerves and in response to touch and pinch in anaesthetized rats. Acta Physiol Scand 132:29–34

Uvnäs Moberg K (2011) The oxytocin factor: tapping the hormone of calm, love and healing. Pinter & Martin, London

Uvnäs Moberg K, Eriksson M (1983) Release of gastrin and insulin in response to suckling in lactating dogs. Acta Physiol Scand 119:181–185

Uvnäs Moberg K, Eriksson M (1996) Breastfeeding: physiological, endocrine and behavioural adaptations caused by oxytocin and local neurogenic activity in the nipple and mammary gland. Rev Acta Paediatr 85:525–530

Uvnäs Moberg K, Stock S, Eriksson M, Lindén A, Einarsson S, Kunavongkrit A (1985) Plasma levels of oxytocin increase in response to suckling and feeding in dogs and sows. Acta Physiol Scand 124:391–398

Uvnäs Moberg K, Lundeberg T, Bruzelius G, Alster P (1992) Vagally mediated release of gastrin and cholecystokinin following sensory stimulation. Acta Physiol Scand 146:349–356

Uvnäs Moberg K, Bruzelius G, Alster P, Lundeberg T (1993) The antinociceptive effect of non-noxious sensory stimulation is mediated partly through oxytocinergic mechanisms. Acta Physiol Scand 149:199–204

Uvnäs Moberg K, Alster P, Lund I, Lundeberg T, Kurosawa M, Ahlénius S (1996) Stroking of the abdomen causes decreased locomotor activity in conscious male rats. Physiol Behav 60:1409–1411

Uvnäs Moberg K, Handlin L, Petersson M (2014) Self-soothing behaviors with particular reference to oxytocin release induced by non-noxious sensory stimulation. Front Psychol 5:1529

# 5
# Was ist Oxytocin?

Wie wir bereits gesehen haben, wurde Oxytocin ursprünglich nur mit Geburt und Stillen in Verbindung gebracht. Mittlerweile weiß man, dass es auch mit Berührung, Nähe und Ernährung in Zusammenhang steht. Dieses Kapitel erläutert ausführlicher, was man heute über die vielen Auswirkungen von Oxytocin, insbesondere im Rahmen von Beziehungen, weiß.

## 5.1 Die Entdeckung des Oxytocins

1909 entdeckte der Engländer Sir Henry Dale, dass ein Extrakt aus dem Hypophysenhinterlappen bei trächtigen Katzen Kontraktionen der Gebärmutter hervorruft. Er nannte die Substanz Oxytocin, was auf Griechisch „schnelle Geburt" bedeutet. Einige Jahre danach stellte er fest, dass Oxytocin auch die Kontraktionen der Alveolen oder Milchbläschen anregt – kleiner Gebilde, die die Milch in der Milchdrüse speichern. Diese Kontraktionen lösen dann den Milchfluss aus.

In der Folge begann man, Oxytocin zu nutzen, um Wehen anzuregen und den Geburtsvorgang zu beschleunigen.

Das war möglich, weil die chemische Struktur des Oxytocins und seine Wirkung auf die Gebärmuttermuskulatur bei allen Säugetieren identisch sind.

Erst viel später wurde erkannt, dass Oxytocin im Zusammenhang mit der Geburt und dem Stillen eine Vielzahl weiterer Verhaltensweisen und Körperfunktionen koordiniert, die für die Gesundheit und Entwicklung des Neugeborenen entscheidend sind. So wie in der Mutter- und Vater-Kind-Beziehung wirkt Oxytocin auch in anderen Beziehungsformen als wichtiger koordinierender Faktor, beispielsweise in Paarbeziehungen oder in Gruppen. All dies ist möglich, weil das Oxytocin mit anderen Signalsystemen im Gehirn in Verbindung steht. So kann es in ganz besonderer Art und Weise unterschiedlichste Funktionen im Gehirn und Körper steuern und miteinander zu Reaktionsmustern verbinden.

## 5.2 Protein und Signalsubstanz

Evolutionsgeschichtlich ist Oxytocin eine sehr alte Substanz – ein kleines Protein, das bei allen Säugetieren identisch ist. Gebildet wird es hauptsächlich in zwei großen Nervenzellgruppen im Gehirn, dem Nucleus supraopticus und dem Nucleus paraventricularis. Beide befinden sich in einer alten Hirnregion, dem **Hypothalamus**. Dieser ist gewissermaßen eine Kontrollstation, über die sowohl Säugetiere als auch weniger hoch entwickelte Tiere verfügen. Der Hypothalamus reguliert grundlegende Funktionen wie Puls und Blutdruck, Hunger und Durst, Aggression und Sexualität. Auch die Ausschüttung der meisten unserer Hormone wird durch den Hypothalamus gesteuert.

## 5.3 Wege der Oxytocinübertragung

Das im Hypothalamus gebildete Oxytocin gelangt einerseits als Hormon in die Blutbahn und beeinflusst hierüber die meisten unserer Organe. Andererseits wirkt Oxytocin aber auch als Überträgerstoff zwischen Nervenzellen im Gehirn. Darüber hinaus kann es direkt aus den Nervenzellen per Diffusion in umgebende Hirnbereiche abgegeben werden. *Diesen drei unterschiedlichen Wirkmechanismen verdankt das Oxytocin sein äußerst breites Wirkungsspektrum.*

### Über das Blut

Über die langen Axone der oxytocinproduzierenden Nervenzellen wird das Oxytocin vom Hypothalamus zum Hypophysenhinterlappen transportiert. Von dort wird es in ein Netz von kleinen Blutgefäßen ausgeschüttet und gelangt so in den Blutkreislauf. Das Oxytocin im Blut beeinflusst beispielsweise die Kontraktionen der Gebärmutter bei Geburtswehen und den Milchfluss beim Stillen. Wenn Oxytocin seine Wirkung über die Blutbahn entfaltet, spricht man von **endokrinen** oder **hormonellen** Effekten (Abb. 5.1).

### Über die Nerven

Andere oxytocinproduzierende Nervenzellen gehen vom Nucleus paraventricularis des Hypothalamus aus und führen in zahlreiche wichtige regulatorische Hirnareale. Dabei bilden sie ein Netz von Nervenverbindungen, über welches das Oxytocin verschiedene Funktionen koordinieren kann.

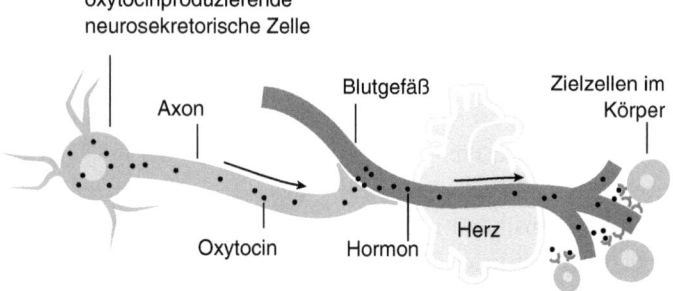

**Abb. 5.1** Als **Hormon** wird Oxytocin über die Blutbahn transportiert und gelangt so an Rezeptoren der Zielzellen. (© Airi Iliste)

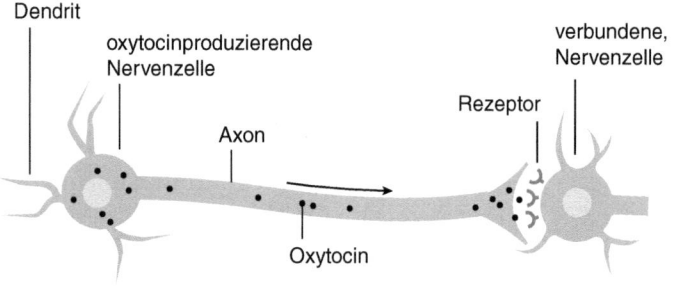

**Abb. 5.2** Als **Neurotransmitter** bindet Oxytocin an Rezeptoren anderer Nervenzellen. (© Airi Iliste)

In diesem Zusammenhang wirkt Oxytocin als **Neurotransmitter** (Abb. 5.2).

## Über Diffusion

Große Mengen Oxytocin werden auch direkt aus den oxytocinproduzierenden Nervenzellkörpern und ihren Dendriten, den kürzeren und zur Nervenzelle hinführenden Fortsätzen, freigesetzt und gelangen in das umgebende Gewebe.

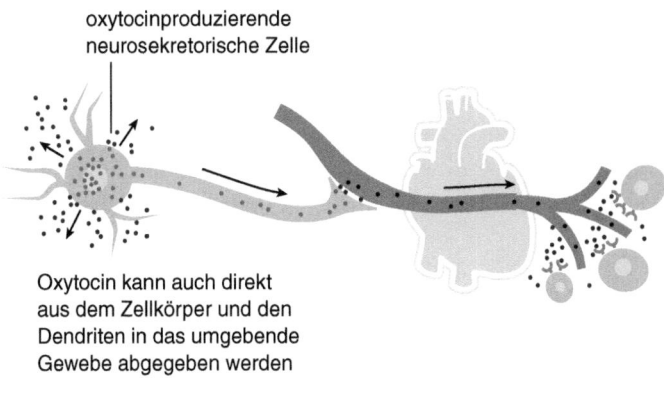

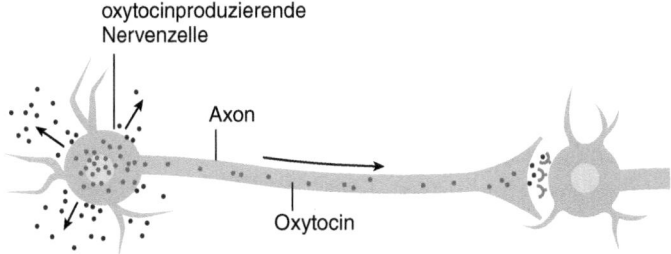

**Abb. 5.3** Oxytocinproduzierende Nervenzellen – gleich ob sie Oxytocin in die Blutbahn abgeben (vgl. Abb. 5.1) oder Informationen an andere Nervenzellen im Gehirn übertragen (vgl. Abb. 5.2) – können bei intensiver Stimulation das Oxytocin auch direkt über den Nervenzellkörper und die Dendriten in das umgebende Gewebe ausschütten. Über Diffusion kann das Oxytocin dann auch weiter entfernte Nervenzellen beeinflussen. In diesem Fall wirkt es als **Neuromodulator**. (© Airi Iliste)

Hierdurch kann der Oxytocinspiegel im Gehirn insgesamt ansteigen. So ist es möglich, dass das Oxytocin die Funktion anderer Nervenzellen beeinflusst, ohne dass diese Nervenzellen Kontakt zu den oxytocinproduzierenden Nervenzellen haben (Abb. 5.3). In diesem Fall spricht man von einem **neuromodulatorischen** Effekt. Vermutlich kann Oxytocin auf diese Weise auch Hirnbereiche erreichen und beeinflussen, die von den oxytocinproduzierenden Nervenzellen weiter entfernt sind.

Die Abb. 5.4 gibt eine Übersicht über die wichtigsten Verbindungen oxytocinproduzierender Nervenzellen.

## Oxytocinrezeptoren

Nachdem das Oxytocin zu seinen Zielorganen transportiert wurde, muss es an einen Empfänger (Rezeptor) binden, um seine Wirkung zu entfalten. Die Struktur des Rezeptors, der die Kontraktionen der Gebärmutter beeinflusst, kennt man schon seit Langem. Die gleiche Art von Rezeptor findet man auch an vielen anderen Stellen im Gehirn und im Rest des Körpers. Es gibt jedoch auch Oxytocinrezeptoren mit anderen Eigenschaften, beispielsweise einen, der beruhigend und entspannend wirkt, und möglicherweise einen, der eine aktivierende Wirkung hat. Die Funktion einiger Oxytocinrezeptoren wird durch das weibliche Hormon Östrogen erhöht. Auf diese Weise können manche Effekte von Oxytocin durch Östrogen verstärkt werden und sind demzufolge bei Frauen ausgeprägter.

## 5.4 Die Auswirkungen von Oxytocin

Die verschiedenen Auswirkungen von Oxytocin äußern sich ganz besonders im Kontext von Beziehungen. Unter anderem werden soziale Interaktionen angeregt und die soziale Wahrnehmung verbessert. Gleichzeitig werden der Stress-

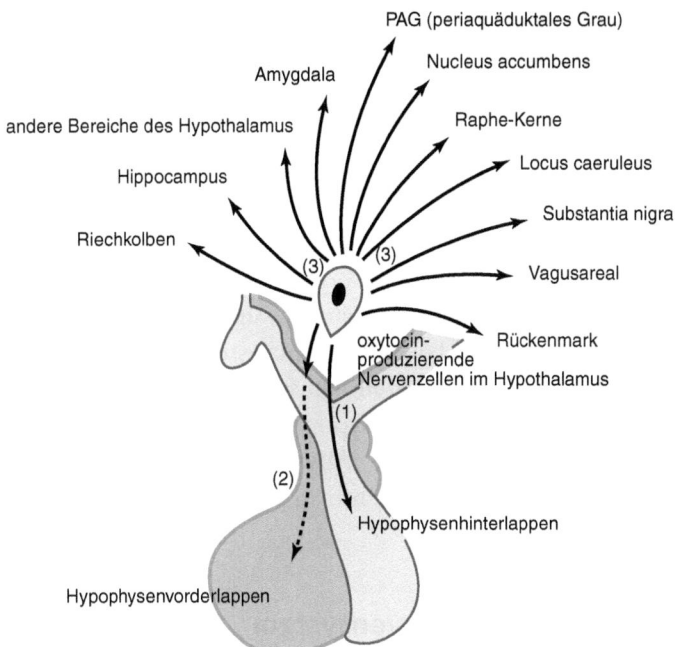

**Abb. 5.4** Über Nervenverbindungen gelangt Oxytocin vom Hypothalamus (**1**) in den Hypophysenhinterlappen und von dort aus ins Blut, wo es hormonell wirkt, (**2**) in den Hypophysenvorderlappen, wo es die Freisetzung von Wachstumshormon und Prolactin anregt und die Freisetzung des Stresshormons ACTH vermindert, und (**3**) in viele Hirngebiete wie den Riechkolben (beeinflusst den Geruchssinn), den Hippocampus (Zentrum für Gedächtnis und Lernen sowie Regulation der HHN-Achse), die Amygdala (Regulation von Angst und sozialer Interaktion), das PAG (Zentrum zur Regulation von Schmerz und Entzündung), andere Bereiche des Hypothalamus (Zentrum für Stress, Appetit und Flüssigkeitsregulation), die Raphe-Kerne (Zentrum für die Produktion von Serotonin, stimmungsrelevant), den Locus caeruleus (Zentrum für die Produktion von Noradrenalin, das für das Wachsamkeits- und Aggressionsniveau relevant ist), die Substantia nigra und den Nucleus accumbens (Zentren für die Produktion von Dopamin, das für Konzentration und Bewegung sowie Belohnung

pegel gesenkt und Heilungsprozesse gefördert. Auf diese Effekte gehen wir in späteren Kapiteln ausführlicher ein.

## Die Hypothalamus-Hypophysen-Nebennierenrinden-Achse

Verabreicht man Ratten Oxytocin, sinkt bei ihnen der Spiegel des Stresshormons Corticosteron. Dieses Hormon entspricht dem menschlichen Stresshormon Cortisol. Um zu verstehen, wie Oxytocin die Stressreaktion abschwächt, sollten wir uns zunächst einmal seine hemmende Wirkung auf die Hypothalamus-Hypophysen-Nebennierenrinden-Achse (HHN-Achse, vgl. Abschn. 4.2) anschauen. Wie Abb. 5.5 verdeutlicht, beeinflusst Oxytocin alle Ebenen der HHN-Achse.

## Das autonome Nervensystem

Oxytocin beeinflusst auch die Aktivität des autonomen Nervensystems. Dieses besteht, wie bereits dargestellt, aus einer **sympathischen** Komponente, die im Wesentlichen mit Bewegung, Aktivität und Stress assoziiert ist, und einer **parasympathischen** Komponente, die vor allem mit Nährstoffspeicherung, Wachstum und Selbstheilung in Verbindung steht.

---

relevant ist), das Vagusareal (Zentrum der afferenten und efferenten parasympathischen Vagusnerven und für die Funktion des sympathischen Nervensystems) sowie das Rückenmark (insbesondere die an der Schmerzleitung beteiligte Region und die afferenten und efferenten Nerven des sympathischen Nervensystems). (© Airi Iliste)

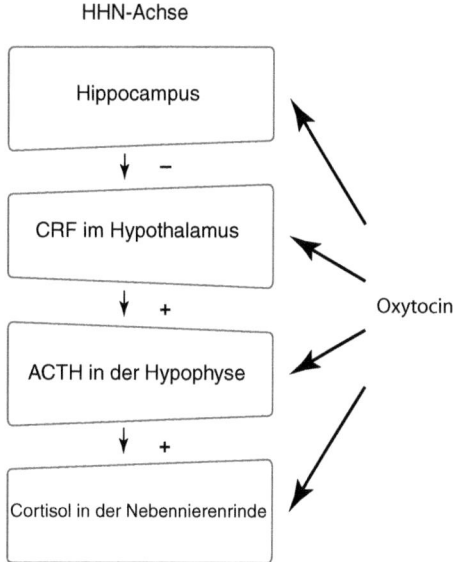

**Abb. 5.5** Oxytocin kann die Funktion aller Stationen der HHN-Achse (Hypothalamus-Hypophysen-Nebennierenrinden-Achse) beeinflussen: den Hippocampus, den Hypothalamus, die Hypophyse und die Nebennierenrinde. So kann es der Ausschüttung von CRF, ACTH und Cortisol entgegenwirken und damit die Stressreaktion vermindern (vgl. Abschn. 4.2). (© Airi Iliste)

Oxytocin senkt den Blutdruck, indem es die Aktivität des sympathischen Nervensystems unterdrückt, und verlangsamt den Puls, indem es die Aktivität im parasympathischen Nervensystem verstärkt. In beiden Fällen wird Oxytocin aus Nervenzellen freigesetzt, die sich vom Hypothalamus in Areale des Hirnstamms erstrecken, welche für die Regulation der Aktivität im autonomen Nervensystem wichtig sind. Unter anderem durch die Verstärkung der Aktivität im parasympathischen Nervensystem sowie entsprechende Mechanismen im Gehirn regt Oxytocin Wachstum und Heilung an.

## Auswirkungen auf andere Signalsysteme

Oxytocin hat auch deshalb ein so breites Wirkungsspektrum, weil es andere Überträgerstoffe beeinflusst. Dazu gehören **Dopamin** (Regulation von Bewegung und Belohnung), **Serotonin** (beteiligt an der Regulierung von Gemütszustand und Sättigung) und **Acetylcholin** (beteiligt an Gedächtnis- und Lernprozessen sowie an der Regulierung der Magen-Darm-Aktivität). Oxytocin wirkt schmerzlindernd, indem es die Funktion endogener, also körpereigener, Opioide (**Endorphine** und **Enkephaline**) beeinflusst. Auch das **noradrenerge** Signalsystem des Gehirns wird durch Oxytocin beeinflusst, was einen zusätzlichen stressmindernden Effekt hat.

Indem Oxytocin all diese unterschiedlichen Signalsysteme beeinflusst, kann es deren Funktionen zu Mustern verknüpfen. Dies spielt in allen Formen von Beziehung (z. B. Eltern-Kind-Beziehung, Paarbeziehung, Beziehung zwischen Freunden, Beziehung innerhalb von Gruppen) eine zentrale Rolle.

Die Freisetzung von Oxytocin steht ihrerseits unter dem Einfluss der Aktivität in anderen Signalsystemen. Während die meisten Neurotransmitter die Ausschüttung von Oxytocin stimulieren, wird sie durch die endogenen Opioide gehemmt. Auf diese Weise entstehen komplexe Wirkungsketten.

## Kurz- und langfristige Wirkung von Oxytocin

*Eine einmalige Gabe von Oxytocin senkt den Blutdruck und den Stresspegel nur für kurze Zeit.* Das hängt damit zusammen, dass das Oxytocin im Gehirn innerhalb etwa einer halben Stunde, im Blut innerhalb weniger Minuten wieder abgebaut wird.

*Wird Oxytocin jedoch mehrmals verabreicht, so können seine positiven Effekte mehrere Wochen lang anhalten.*

Wie ist das möglich? Es liegt daran, dass Oxytocin andere Signalsysteme einerseits kurzfristig aktiviert und andererseits langfristig die Funktionen dieser Signalsysteme verändert. Damit hat Oxytocin – auch wenn es selbst schnell wieder abgebaut wird – langfristige Auswirkungen. Hierbei können folgende Mechanismen eine Rolle spielen:

- Es werden mehr Neurotransmitter produziert.
- Die Stuktur der Rezeptoren verändert sich so, dass Überträgerstoffe besser an ihnen wirken können.
- Die Anzahl der Rezeptoren nimmt zu.

## Gegenteilige Wirkungen

Oxytocin kann auch gegenteilige Auswirkungen haben und in bestimmten Situationen beispielsweise vorübergehend den Puls beschleunigen sowie Blutdruck und Cortisolspiegel ansteigen lassen. Diese Effekte dauern jedoch immer nur kurz an. Auch sie lassen sich aus den bereits beschriebenen Funktionen des Oxytocins gut erklären. Oxytocin ist nicht nur ein Glied in einer Wirkungskette, sondern auch ein Koordinator, der in unterschiedlichsten Situationen die Funktionen unterschiedlichster Systeme entsprechend den

Anforderungen der jeweiligen Situation miteinander in Einklang bringt. Daher kann es in Abhängigkeit von der jeweiligen Situation teilweise unterschiedliche Auswirkungen auf die verschiedenen Systeme haben.

Verschiedene Formen von Nähe können blutdrucksenkend wirken, indem sie die Freisetzung von Oxytocin im Gehirn stimulieren. Während der Geburt hingegen erhöht Oxytocin den Blutdruck, um zu gewährleisten, dass Mutter und Kind genügend sauerstoffreiches Blut und Nährstoffe erhalten.

Auch die Umgebung kann die Wirkungsweise des Oxytocins beeinflussen. Offenbar entfalten sich die beruhigenden und stressreduzierenden Effekte am besten in einer vertrauten, ruhigen und sicheren Umgebung. In einer unbekannten und beängstigenden Umgebung oder bei einem hohen Stresspegel, wie etwa in den Wehen, kann Oxytocin die gegenteilige Wirkung haben.

## Das Oxytocinmolekül

Ein Oxytocinmolekül ist ein Peptid (kleines Protein) aus neun Aminosäuren, die auf eine bestimmte Weise miteinander verbunden sind. Normalerweise bilden sechs Aminosäuren einen Ring, von dem ein „Schwänzchen" aus drei Aminosäuren absteht. Als Hormon in der Blutbahn zirkuliert hauptsächlich diese Form des Oxytocins. Sie stimuliert beispielsweise die Kontraktionen der Gebärmuttermuskulatur bei der Geburt und die Milchsekretion beim Stillen.

Im Gehirn ist der Ring häufig geöffnet. Das Oxytocin hat dann eine andere Form. Es besteht aus einer Reihe von acht Aminosäuren und einer Abzweigung mit nur einer Aminosäure. Diese Variante des Oxytocins wirkt beruhigend.

Darüber hinaus lässt sich das Oxytocinmolekül in mehrere Teile (Fragmente) aufspalten. Die Oxytocinfragmente binden offensichtlich nicht an die gleichen Rezeptortypen. Die unterschiedlichen Funktionen des Oxytocins wie Kontraktion der Gebärmuttermuskulatur und Milchsekretion, soziale Interaktion, Entspannung und Stressreduktion sowie Wachstum scheinen mit verschiedenen Fragmenten des Oxytocin-Muttermoleküls in Zusammenhang zu stehen, die an unterschiedliche Rezeptoren binden.

## 5.5 Vasopressin, ein enger Verwandter von Oxytocin

Tauscht man zwei Aminosäuren des Oxytocins aus, erhält man das Molekül Vasopressin (Abb. 5.6). Es wird ebenfalls im Hypothalamus gebildet und kann wie Oxytocin entweder als Hormon oder als Neurotransmitter im Gehirn wirken. Die drei Hauptaufgaben des Vasopressins sind:

- Verminderung der Urinproduktion (ein leicht modifiziertes Vasopressinmolekül, DDAVP, dient als Mittel gegen Bettnässen);
- Erhöhung des Blutdrucks durch Kontraktion der Muskeln um die Blutgefäße;
- Beeinflussung des Verhaltens. So haben Tierversuche gezeigt, dass Vasopressin Aggressivität hervorruft. Tiere, die Vasopressin erhielten, beanspruchten größere Territorien und wurden angriffslustiger. Gleichzeitig verschlechterte sich die Bindung zwischen Individuen, insbesondere zwischen männlichen Tieren.

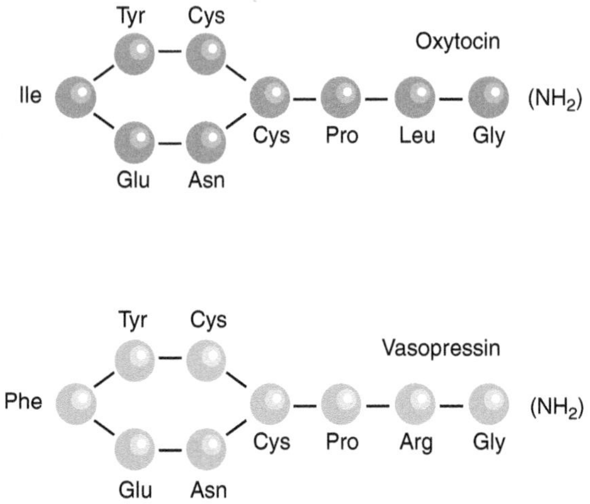

**Abb. 5.6** Darstellung der chemischen Strukturen von Oxytocin und Vasopressin. Die „Kugeln" stehen für einzelne Aminosäuren. Beide Substanzen enthalten neun Aminosäuren, sieben davon haben sie gemeinsam. Die unterschiedlichen Auswirkungen ergeben sich aus den beiden verschiedenen Aminosäuren. (© Airi Iliste)

## Ein uraltes Paar

Oxytocin und Vasopressin wirken gegensätzlich. Oxytocin erzeugt positive soziale Interaktionen, ein Gefühl von Ruhe und Entspannung sowie einen niedrigeren Blutdruck. Vasopressin hingegen bewirkt aggressive Interaktionen und lässt den Stresspegel steigen, was sich in einem erhöhten Blutdruck äußert. Beide Substanzen koordinieren Verhaltensweisen und Körperfunktionen zu Mustern, die je nach Situation angemessen sind. Natürlich gibt es auch noch andere „Kontrollsubstanzen", die koordinierend wirken.

## 5.6 Wirkungen von Oxytocin bei Männern

Wenn Oxytocin bei der Geburt und beim Stillen im Gehirn ausgeschüttet wird, fördert es die Fähigkeit der Mutter zu sozialer Interaktion und verleiht ihr ein Gefühl von Gelassenheit und Wohlbefinden. Sie fühlt sich weniger gestresst und entspannter. Zugleich wird bewirkt, dass sie ihr Baby besser ernähren kann. Darum geht es im nächsten Kapitel.

Mittlerweile hat die Forschung gezeigt, dass Oxytocin bei Männern vergleichbare positive Auswirkungen hat. In diesen Studien haben die Probanden das Oxytocin über ein Nasenspray erhalten. Das funktioniert, weil die Nase nur durch eine ganz dünne Knochenwand vom Gehirn getrennt ist. Zudem ist die Blut-Hirn-Schranke, die im Blut zirkulierende Substanzen wie Oxytocin normalerweise daran hindert, ins Gehirn zu gelangen, in diesem Bereich nur sehr schwach ausgebildet. Daher kann über die Nase verabreichtes Oxytocin über die kleinen Blutgefäße in der Nasenwand besonders leicht in den Blutkreislauf des Gehirns gelangen.

Die Arbeitsgruppe um den Schweizer Wissenschaftler Markus Heinrichs hat in verschiedenen Studien untersucht, was geschieht, wenn man Männern Oxytocinspray verabreicht. Unter anderem empfinden sie *weniger Angst*. Legt man Probanden Bilder von ärgerlichen oder ängstlichen Gesichtern vor, so führt das zu einer Aktivierung in der Amygdala. Die **Amygdala** ist das Hirnareal, das bei Angst und Gefahr aktiviert wird. Heinrichs und seine Mitarbeiter zeigten ihren Versuchsteilnehmern solche ärgerlichen oder ängstlichen Gesichter und machten währenddessen fMRI-Scans ihres Gehirns, um die Aktivität in der Amygdala zu messen. Wenn die Männer zuvor ein Oxytocinspray erhalten hatten, zeigte sich in der Amygdala eine schwächere Aktivierung, als wenn sie zuvor ein Spray ohne Oxytocin (Placebo) bekommen hatten.

Das Oxytocinspray dämpfte auch die Angst bei Männern, die einen Vortrag halten sollten. Außerdem sank bei ihnen der Spiegel des Stresshormons Cortisol.

In anderen Studien zeigte sich, dass sich die Fähigkeit zu sozialer Interaktion verbesserte, wenn Männer ein Oxytocinspray erhielten. Sie sahen anderen Menschen häufiger in die Augen und konnten unter anderem den Gemütszustand abgebildeter Personen besser einschätzen. Dies hängt damit zusammen, *dass Oxytocin Hirnareale aktiviert, die soziale Interaktionen steuern*. Man stellte auch fest, dass sich Männer, denen man Oxytocin verabreicht hatte, vertrauensvoller und großzügiger verhielten (vgl. Kap. 8).

Auch bei älteren Männern über 60 Jahren, die normalerweise den Gefühlsausdruck von Gesichtern schlechter erkennen als gleichaltrige Frauen und jüngere Männer, verbesserte das Oxytocinspray die Fähigkeit, Emotionen wie Ärger, Trauer oder Freude zu erkennen.

Aufgrund der vielen positiven Effekte wurde in verschiedenen neueren Studien untersucht, inwieweit sich Oxytocin in der Behandlung klinischer Störungsbilder einsetzen lässt (vgl. Abschn. 11.3).

## 5.7 Zusammenfassung

- Oxytocin ist eine kleinmolekülige Substanz, die in Nervenzellen des Hypothalamus im Gehirn gebildet wird.
- Oxytocin ist eine entwicklungsgeschichtlich alte Substanz, deren Wirkung nicht unmittelbar bewusst zugänglich ist.
- Einige oxytocinproduzierende Nervenzellen erstrecken sich in den Hypophysenhinterlappen, von wo aus das Oxytocin als Hormon über die Blutbahn weitertransportiert wird.
- Oxytocinproduzierende Nervenzellen erreichen auch andere Hirnbereiche, darunter Zentren, die mit der Regulierung von Angst und sozialen Beziehungen in Zusammenhang stehen.
- Zudem erstrecken sich oxytocinerge Nervenverbindungen in Hirnareale, die Wohlbefinden, Ruhe, Schmerzempfindlichkeit, den Spiegel von Stresshormonen, Puls, Blutdruck und die Aktivität des Magen-Darm-Trakts beeinflussen.
- Oxytocin wird in Verbindung mit verschiedensten sozialen Beziehungen freigesetzt. Es trägt zum Entstehen einer Beziehung bei und macht sie dauerhafter. Dabei spielen verschiedene Wirkmechanismen des Oxytocins eine Rolle. Es verbessert das Erkennen und die Erinnerung an die jeweils andere Person, löst aber auch positive Gefühle gegenüber der anderen Person aus, die dann mit der Erinnerung an diese Person verknüpft werden.
- Die komplexen Steuerungsmuster im Rahmen von Beziehungen werden möglich, weil durch das Oxytocin so viele Hirnareale und Organe beeinflusst und miteinander koordiniert werden können.

## Weiterführende Literatur

Acher A, Chauvet J, Chauvet MT (1995) Man and the chimaera: selective versus neutral oxytocin evolution. In: Ivell R, Russell JA (Hrsg) Oxytocin: cellular and molecular approaches in medicine and research. Plenum Press, New York, S 615–617

Argiolas A, Gessa GL (1991) Central functions of oxytocin. Neurosci Biobehav Rev 15:217–231

Baumgartner T, Heinrichs M, Vonlanthen A, Fischbacher U, Fehr E (2008) Oxytocin shapes the neural circuitry of trust and trust adaptation in humans. Neuron 58:639–650

Bielsky IF, Young LJ (2004) Oxytocin, vasopressin, and social recognition in mammals. Peptides 25:1565–1574

Campbell A, Ruffman T, Murray JE, Glue P (2014) Oxytocin improves emotion recognition for older males. Neurobiol Aging 35(10):2246–2248

Dale HH (1906) On some physiological actions of ergot. J Physiol 34:163–206

Díaz-Cabiale Z, Petersson M, Narváez JA, Uvnäs Moberg K, Fuxe K (2000) Systemic oxytocin treatment modulates alpha 2-adrenoceptors in telencephalic and diencephalic regions of the rat. Brain Res 887:421–425

Ditzen B, Schaer M, Gabriel B, Bodenmann G, Ehlert U, Heinrichs M (2009) Intranasal oxytocin increases positive communication and reduces cortisol levels during couple conflict. Biol Psychiatry 65:728–731

Domes G, Heinrichs M, Michel A, Berger C, Herpertz SC (2007a) Oxytocin improves „mind-reading" in humans. Biol Psychiatry 61:731–733

Domes G, Heinrichs M, Gläscher J, Büchel C, Braus DF, Herpertz SC (2007b) Oxytocin attenuates amygdala responses to emotional faces regardless of valence. Biol Psychiatry 62:1187–1190

Gimpl G, Fahrenholz F (2001) The oxytocin receptor system: structure, function, and regulation. Review. Physiol Rev 81:629–683

Guyton A (1991) Textbook of medical physiology. 8. Aufl., Kap. X. WB Saunders, Philadelphia

Heinrichs M, Baumgartner T, Kirschbaum C, Ehlert U (2003) Social support and oxytocin interact to suppress cortisol and subjective responses to psychosocial stress. Biol Psychiatry 54(12):1389–1398

Holst S, Uvnäs Moberg K, Petersson M (2002) Postnatal oxytocin treatment and postnatal stroking of rats reduce blood pressure in adulthood. Auton Neurosci 99:85–90

Kanat M, Heinrichs M, Schwarzwald R, Domes G (2015) Oxytocin attenuates neural reactivity to masked threat cues from the eyes. Neuropsychopharmacology 40(2):287–295

Kirsch P, Esslinger C, Chen Q, Mier D, Lis S, Siddhanti S, Gruppe H, Mattay VS, Gallhofer B, Meyer-Lindenberg A (2005) Oxytocin modulates neural circuitry for social cognition and fear in humans. J Neurosci 25:11489–11493

Kosfeld M, Heinrichs M, Zak PJ, Fischbacher U, Fehr E (2005) Oxytocin increases trust in humans. Nature 435:673–676

Ludwig M, Sabatier N, Dayanithi G, Russell JA, Leng G (2002) The active role of dendrites in the regulation of magnocellular neurosecretory cell behavior. Review. Prog Brain Res 139:247–256

Neumann ID, Wigger A, Torner L, Holsboer F, Landgraf R (2000) Brain oxytocin inhibits basal and stress-induced activity of the hypothalamo-pituitary-adrenal axis in male and female rats: partial action within the paraventricular nucleus. J Neuroendocrinol 12:235–243

Ott I, Scott J (1910) The action of infundibulum upon the mammary secretion. Proc Soc Exp Biol Med 8:137–142

Petersson M, Uvnäs Moberg K (2003) Systemic oxytocin treatment modulates glucocorticoid and mineralocorticoid receptor mRNA in the rat hippocampus. Neurosci Lett 343:97–100

Petersson M, Uvnäs Moberg K (2004) Prolyl-leucyl-glycinamide shares some effects with oxytocin but decreases oxytocin levels. Physiol Behav 83:475–481

Petersson M, Uvnäs Moberg K (2007) Effects of an acute stressor on blood pressure and heart rate in rats pretreated with intracerebroventricular oxytocin injections. Psychoneuroendocrinology 32:959–965

Petersson M, Alster P, Lundeberg T, Uvnäs Moberg K (1996a) Oxytocin causes a long-term decrease of blood pressure in female and male rats. Physiol Behav 60:1311–1315

Petersson M, Alster P, Lundeberg, Uvnäs Moberg K (1996b) Oxytocin increases nociceptive thresholds in a long-term perspective in female and male rats. Neurosci Lett 212:87–90

Petersson M, Lundeberg T, Sohlström A, Wiberg U, Uvnäs Moberg K (1998a) Oxytocin increases the survival of musculocutaneous flaps. Naunyn Schmiedebergs Arch Pharmacol 357:701–704

Petersson M, Uvnäs Moberg K, Erhardt S, Engberg G (1998b) Oxytocin increases locus coeruleus alpha 2-adrenoreceptor responsiveness in rats. Neurosci Lett 255:115–118

Petersson M, Hulting A, Andersson R, Uvnäs Moberg K (1999a) Long-term changes in gastrin, cholecystokinin and insulin in response to oxytocin treatment. Neuroendocrinology 69:202–208

Petersson M, Hulting AL, Uvnäs Moberg K (1999b) Oxytocin causes a sustained decrease in plasma levels of corticosterone in rats. Neurosci Lett 264:41–44

Petersson M, Lundeberg T, Uvnäs Moberg K (1999c) Oxytocin enhances the effects of clonidine on blood pressure and locomotor activity in rats. J Auton Nerv Syst 78:49–56

Richard P, Moos F, Freund-Mercier MJ (1991) Central effects of oxytocin. Physiol Rev 71:331–370

Russell JA, Leng G, Douglas AJ (2003) The magnocellular oxytocin system, the fount of maternity: adaptations in pregnancy. Front Neuroendocrinol 24:27–61

Skuse DH, Gallagher L (2009) Dopaminergic-neuropeptide interactions in the social brain. Trends Cogn Sci 13:27–35

Sofroniew MW (1983) Vasopressin and oxytocin in mammalian brain and spinal cord. Trends Neurosci 6:467–472

Uvnäs Moberg K (1997) Oxytocin linked antistress effects—the relaxation and growth response. Review. Acta Physiol Scand Suppl 640:38–42

Uvnäs Moberg K (1998) Antistress pattern induced by oxytocin. News Physiol Sci 13:22–25

Uvnäs Moberg K, Petersson M (2004) Oxytocin–biochemical link for human relations. Mediator of antistress, well-being, social interaction, growth, healing. Läkartidningen 101:2634–2639

Uvnäs Moberg K, Petersson M (2005) Oxytocin, a mediator of anti-stress, well-being, social interaction, growth and healing. Z Psychosom Med Psychother 51:57–80

Uvnäs Moberg K, Ahlénius S, Hillegaart V, Alster P (1994) High doses of oxytocin cause sedation and low doses cause an anxiolytic-like effect in male rats. Pharmacol, Biochem Behav 49:101–106

Uvnäs Moberg K, Alster P, Hillegaart V, Ahlénius S (1995) Suggestive evidence for a DA D3 receptor-mediated increase in the release of oxytocin in the male rat. Neuroreport 6:1338–1340

Uvnäs Moberg K, Hillegaart V, Alster P, Ahlénius S (1996) Effects of 5-HT agonists, selective for different receptor subtypes, on oxytocin, CCK, gastrin and somatostatin plasma levels in the rat. Neuropharmacology 35:1635–1640

Uvnäs Moberg K, Alster P, Petersson M, Sohlström A, Björkstrand E (1998) Postnatal oxytocin injections cause sustained weight gain and increased nociceptive thresholds in male and female rats. Pediatr Res 43:344–348

Uvnäs Moberg K, Eklund M, Hillegaart V, Ahlénius S (2000) Improved conditioned avoidance learning by oxytocin administration in high-emotional but not low emotional Sprague-Dawley rats. Regul Pept 88:27–32

Wakerley JB, Ingram CD (1993) Synchronization of bursting in hypothalamic oxytocin neurons: possible coordinating mechanisms. News Physiol Sci 8:129–133

Williams JR, Insel TR, Harbaugh CR, Carter CS (1994) Oxytocin administered centrally facilitates formation of a partner preference in female prairie voles (*Microtus ochrogaster*). J Neuroendocrinol 6:247–250

Winslow JT, Hastings N, Carter CS, Harbaugh CR, Insel TR (1993) A role for central vasopressin in pair bonding in monogamous prairie voles. Nature 365:545–548

# 6
# Oxytocin und Eltern-Kind-Bindung

In Kap. 3 ging es um Bindungstheorien und das sogenannte Bonding, das unmittelbar nach der Geburt stattfindet, wenn Mutter und Kind in engem Kontakt zueinander sind. Im vorliegenden Kapitel werden wir nun die Rolle des Oxytocins in Zusammenhang mit dem Aufbau und der Aufrechterhaltung von Bindung darstellen.

## 6.1 Zu Beginn des Lebens

Wenn ein Kind zur Welt kommt, ist das wie ein Wunder. Und doch hat es sich schon in unzähligen Generationen immer wieder genau so ereignet. Obwohl jede Geburt einzigartig ist, hat sich die Art und Weise, wie Frauen ein Kind gebären, nicht verändert – sofern man nicht in den Geburtsvorgang eingreift. Und überall auf der Welt kommunizieren Mütter und ihre Babys nach der Geburt auf die gleiche Weise miteinander. Die meisten Eltern sind von den vielen Fähigkeiten ihres Neugeborenen fasziniert. Legt man beispielsweise das Baby auf den Bauch der Mutter, bewegt es sich auf ihre Brust zu, beginnt zu saugen und sucht Blickkontakt. Auch die Mutter weiß, wie sie ihr Baby willkommen heißen muss. Woher kommt dieses Wissen? Ganz einfach: Diese Verhaltensweisen sind angeboren und Teil unserer uralten Instinkte, die sich offenbaren, wenn ein Kind geboren wird.

Das Neugeborene fühlt sich wohl, wenn es seinen Eltern ganz nahe ist, und auch der Mutter und dem Vater geht es dann gut. Die Nähe intensiviert den Kontakt zwischen ihnen und macht sie zufrieden und gelassen. Diese frühe Interaktion beeinflusst Eltern und Kind für die Zeit unmittelbar nach der Geburt und wahrscheinlich für das ganze Leben, denn sie schafft ein ganz besonderes Fundament für Vertrauen, soziale Beziehungen und ein ruhiges, sicheres Grundgefühl.

Viele Säugetiere zeigen bei der Geburt ähnliche Verhaltensmuster wie wir Menschen. Das instinktive Verhalten von Eltern und Kindern in Zusammenhang mit der Geburt ist Teil unseres „Säugetiererbes". Diese Instinkte haben sich bis heute erhalten, weil sie nach wie vor überlebenswichtig sind.

## 6.2 Unser Säugetiererbe

### Oxytocin verstärkt mütterliches Verhalten

Zahlreiche Untersuchungen an Säugetieren haben gezeigt, dass Oxytocin mütterliches Verhalten verstärkt. Führt man beispielsweise dem Gehirn einer Tiermutter Oxytocin zu, wird sie dadurch angeregt, ihre Jungen zu säugen. Erhalten weibliche Ratten Oxytocin, so nehmen sie verstärkt Beziehung mit Jungtieren auf – den eigenen, aber auch denen anderer Ratten. Sie bauen Nester, lecken, pflegen und verteidigen die Jungen aktiver als ohne die Gabe von Oxytocin. Auch wenn die Tiere selbst noch keine Junge geboren haben, kommt es zu diesen Auswirkungen des Oxytocins. Zwar drückt sich das mütterliche Verhalten bei verschiedenen Spezies unterschiedlich aus, doch sogar Kühe, Mutterschafe und Menschenaffenweibchen kümmern sich intensiver um ihren Nachwuchs, wenn sie zusätzliches Oxytocin erhalten. Auch der Bindungsprozess wird beschleunigt.

Während der Geburt und beim Stillen kommt es auf natürliche Weise zu einem Anstieg des Oxytocinspiegels. In diesem Zusammenhang wurde in anderen Studien untersucht, was geschieht, wenn bei Säugetiermüttern die Wirkung des Oxytocins blockiert wird. Schafe oder Kühe bekamen entweder ein Gegenmittel gegen Oxytocin oder eine Periduralanästhesie, mit der die Nerven blockiert werden, die für die Freisetzung von Oxytocin während der Wehen zuständig sind. Als Folge der Unterdrückung des Oxytocins zeigten die Tiere kein Fürsorgeverhalten mehr. Auch fand nach der Geburt kein Bonding (vgl. Abschn. 3.3) statt.

## Wirkmechanismen von Oxytocin im Rahmen der Mutter-Kind-Beziehung

In der Beziehung zwischen der Tiermutter und ihrem Nachwuchs spielt Oxytocin eine entscheidende Rolle. Auf geniale Weise aktiviert und koordiniert es verschiedene Vorgänge, die für beide sowohl kurz- als auch langfristig von großer Bedeutung sind. Trotz der vielen Unterschiede zwischen den Säugetierarten bestehen grundlegende Parallelen im Einfluss des Oxytocins auf die Mutter-Kind-Beziehung.

Wir haben bereits gesehen, dass Oxytocin die **Fürsorge** für den Nachwuchs erhöht. Dies geschieht, indem es verschiedene Verhaltensweisen und physiologische Vorgänge zu einem „Fürsorgeprogramm" verknüpft.

Gleichzeitig erleichtert Oxytocin den Kontakt zwischen Mutter und Nachwuchs, da es die Angst vor unbekannten Individuen aufhebt und zugleich zu sozialer Interaktion anregt. Beides geschieht in der Amygdala. Weil Oxytocin den Geruchssinn schärft, können sich die Mutter und ihr Junges den Geruch des anderen leichter und schneller einprägen. Auf diese Weise lernen sie rasch, einander sicher wiederzuerkennen.

Darüber hinaus unterstützt Oxytocin, dass die Nähe zum anderen als angenehm empfunden wird, weil es das **Belohnungssystem** des Körpers aktiviert. Dies betrifft insbesondere endogene Opioide und Dopamin (im Nucleus accumbens). Weil Oxytocin die Aktivität der Stressachse und des sympathischen Nervensystems vermindert, treten Ruhe und Entspannung ein. All dies zusammen bewirkt **Bindung** und führt dazu, dass Mutter und Nachwuchs nahe beieinander bleiben.

## Nähe und Nahrung bewirken beim Nachwuchs die Ausschüttung von Oxytocin

Auch die Jungen stehen unter dem Einfluss von Oxytocin. Die Berührung und die Nähe zur Mutter sowie das Saugen führen zur Oxytocinausschüttung. Dies erzeugt beim Jungtier Wohlbefinden, mindert Angst, regt zu sozialer Interaktion an, begünstigt das Wachstum und sorgt auch beim Nachwuchs dafür, dass er sich schnell an seine Mutter bindet.

Zusätzlich setzt die getrunkene Milch spezielle Hormone aus dem Magen-Darm-Trakt wie **Cholecystokinin** (CCK) frei. Wird CCK im Dünndarm ausgeschüttet, so werden die aufsteigenden Nerven des Vagus aktiviert, die den Magen-Darm-Trakt mit dem Gehirn verbinden. Das wiederum bewirkt eine zusätzliche Freisetzung von Oxytocin im Gehirn. Darüber hinaus wirkt die Milch beruhigend, weil sie Fette und Proteine enthält.

## 6.3 Schwangerschaft und Geburt beim Menschen

Nachdem wir in Abschn. 6.2 unser „Säugetiererbe" betrachtet haben, soll es nun darum gehen, wie sich dieses im Rahmen der menschlichen Eltern-Kind-Beziehung äußert. Die meisten Eltern haben bereits während der Schwangerschaft eine enge Beziehung zu ihrem Kind entwickelt, auch wenn sie bislang nur seine Tritte gespürt und seine Umrisse auf dem Bildschirm des Ultraschallgeräts gesehen haben. Dies hängt damit zusammen, dass die Mutter bereits während der Schwangerschaft körperlich und psychisch durch die Schwangerschaftshormone Östrogen und Progesteron beeinflusst wird, die sie darauf vorbereiten, ihr Kind willkommen zu heißen. Die erste wirkliche Begegnung findet jedoch erst dann statt, wenn das Baby geboren ist.

## Die Rolle des Oxytocins

Während der Entbindung steigt die Oxytocinkonzentration im Blut der Frau stark an. Dies löst die Kontraktionen aus, die zur Geburt führen. Das Oxytocin wird in kurzen Schüben ausgeschüttet, die immer häufiger auftreten. Zum Ende der Wehen liegen zwischen den einzelnen Kontraktionen nur noch wenige Minuten. Wenn der Kopf des Babys auf den Muttermund drückt, werden sensorische Nerven stimuliert, die über das Rückenmark Informationen an die oxytocinproduzierenden Areale im Hypothalamus senden. Je mehr Druck das Baby ausübt, desto mehr Oxytocin wird ausgeschüttet und desto stärker werden die Kontraktionen der Gebärmutter. Zudem aktiviert und koordiniert Oxytocin physiologische Vorgänge zu einem spezifischen „Entbindungsmuster". In diesem Zusammenhang spielt beispielsweise auch die schmerzlindernde Wirkung des Oxytocins im Gehirn eine wichtige Rolle. Und schließlich steigt in den Wehen unter Mitwirkung des Oxytocins über den Blutkreislauf der Blutdruck, sodass die Mutter – und über die Plazenta auch das Baby – während der Kontraktionen genügend Nährstoffe und Sauerstoff erhalten.

## Die Mutter ist auf die Begegnung mit dem Kind vorbereitet

Die Geburt beeinflusst auch die gefühlsmäßige Befindlichkeit der Mutter. Untersuchungen haben ergeben, dass junge Mütter im Vergleich zu gleichaltrigen kinderlosen Frauen ruhiger und stärker an sozialen Interaktionen interessiert sind. Zwei Tage nach der Entbindung haben sich die meisten Mütter so vollkommen auf die Fürsorge für ihr Kind eingestellt, dass sie sich in psychologischen Tests und Selbstbeurteilungsfragebögen als weniger ängstlich und aggressiv sowie sozial offener und kompetenter beschreiben als vorher. Außerdem empfinden sie nicht mehr das gleiche Bedürfnis nach Abwechslung, sondern ziehen ein Alltagsleben in ruhigeren Bahnen vor.

## Kaiserschnitt und Periduralanästhesie

Wird bei Müttern ein Kaiserschnitt durchgeführt oder eine Periduralanästhesie gelegt, die zur Schmerzlinderung Teile des Rückenmarks lokal betäubt, verzögert sich die Entwicklung der durch Oxytocin bewirkten Anpassungen. Mütter, die ihr Kind per Kaiserschnitt zur Welt bringen, haben nur relativ kurz in den Wehen gelegen oder gar keine Wehen gehabt. Aus diesem Grund wurde kein oder nur sehr wenig Oxytocin ausgeschüttet. Eine Periduralanästhesie (PDA) hemmt nicht nur die Aktivität in den schmerzleitenden Nerven des Rückenmarks, sondern auch in den Nervenverbindungen, die normalerweise die Freisetzung von Oxytocin auslösen, wenn der Kopf des Babys auf den Muttermund drückt. Infolgedessen ist auch bei diesen Frauen die Ausschüttung von Oxytocin während der Wehen eingeschränkt.

Die betreffenden Mütter entwickeln erst nach einer Stillphase die vom Oxytocin abhängigen mütterlichen Anpassungen. Da bei jedem Stillvorgang Oxytocin freigesetzt wird (vgl. Abschn. 6.5), *kann wiederholtes Stillen eine entsprechende Anpassung bewirken wie die starke Oxytocinausschüttung während der Entbindung.*

## 6.4 Die erste Begegnung

Wenn alles gut gegangen ist, fühlt sich die Mutter unmittelbar nach der Geburt bereit für die erste Begegnung mit ihrem Neugeborenen. Das in ihrem Gehirn freigesetzte Oxytocin tut seine Wirkung und sie ist weniger ängstlich und fühlt sich ruhiger. Das Interesse an ihrem Kind wächst und sie reagiert immer stärker auf seine Signale. Ihre Empfänglichkeit für positive Gefühle ist ebenso erhöht wie ihre Fähigkeit, eine enge Bindung zu dem Neugeborenen einzugehen.

In Schweden und vielen anderen Ländern ist es mittlerweile gängige Praxis, das Neugeborene nach der Geburt der Mutter (oder dem Vater) auf die Brust zu legen, um das Band zwischen Eltern und Kind möglichst rasch zu knüpfen und die erste Begegnung zu einer denkbar schönen Erfahrung zu machen. Dies ist die Rückkehr zu einem urtümlichen und natürlichen Verhalten. Erst als Entbindungen mehr und mehr ins Krankenhaus verlegt wurden, entwickelte es sich zur Routine, Mutter und Kind nach der Geburt zu trennen, was bei Hausgeburten natürlich nicht der Fall war.

Wenn man ein Neugeborenes dabei beobachtet, wie es auf dem Bauch der Mutter liegt, zeigt sich im Verhalten und Kommunizieren der beiden eine Art Muster. Das Baby, erst noch ruhig und still, beginnt allmählich seine Hände zu bewegen – zum eigenen Mund und zur Brust der Mutter hin. Dann robbt es in Richtung der Brust und oft gelingt es ihm ganz von allein, daran zu saugen. Das Neugeborene ist nun gänzlich aufmerksam und wach und sucht den Blickkontakt mit seiner Mutter. Nach einer oder zwei Stunden wird es dann müde und schläft ein – gleich ob es in der Lage war zu saugen oder nicht.

Derweil erkundet die Mutter ihr Baby mit Blicken und Berührungen und beginnt mit ihm zu sprechen. Meist fühlt sie sich ruhig und sehr stolz und glücklich. Sie ist voller Liebe für dieses unwiderstehliche, süße Geschöpf und hält es für das schönste Baby auf der Welt. Sie will es halten und nähren und ihm auf jede denkbare Weise beistehen.

## Die Körpertemperatur steigt an

Neben dem sichtbaren Verhalten gibt es noch andere Arten der Kommunikation zwischen Mutter und Kind. Wenn die Mutter ihr Baby sieht und fühlt, erwärmt sich ihre Brust und das Blut darin beginnt zu pulsieren. Der rasche Temperaturanstieg beruht vermutlich auf einer Weitung der Blutgefäße und dient dazu, dass die Mutter ihr Kind wärmen kann. Das Kind reagiert auf die Wärme, indem es sich entspannt. Infolgedessen weiten sich die Blutgefäße in der Haut des Neugeborenen ebenfalls und auch seine Hauttemperatur steigt an – je wärmer die Brust der Mutter ist, desto höher ist auch die Temperatur des Babys. Das sieht man am deutlichsten an seinen Füßen, die sich rosig färben. Auch die Väter haben die Fähigkeit, Wärme zu spenden, und können dies tun, indem sie nach der Geburt Haut an Haut mit ihrem Neugeborenen Kontakt aufnehmen. Mit der Brust Wärme zu spenden, erinnert an die Vogelmutter, die sich Federn von der Brust rupft und ihre Blutgefäße weitet, um die bebrüteten Eier besser wärmen zu können.

Durch die Nähe zu Mutter oder Vater fühlt sich das Baby ruhig und sicher. Wie Studien gezeigt haben, weinen

Neugeborene auf dem Körper eines Elternteils weniger, als wenn sie im eigenen Bett neben den Eltern liegen. Rosige Füße und Ruhe hängen miteinander zusammen. Eine gelassene Person hat warme Füße, weil die Blutgefäße zu den Füßen hin geweitet und somit gut durchlässig sind. Ist die Person jedoch angespannt, verengen sich die Blutgefäße und die Füße werden kalt. Diesen Zusammenhang verdeutlicht auch die Redewendung, dass jemand, dem angst und bange wird, „kalte Füße bekommt".

## Pheromone

Parallel zur Kommunikation über den Körperkontakt wird der Bindungsaufbau (bzw. das Bonding) auch durch den wechselseitigen Einfluss über Pheromone unterstützt. Pheromone sind winzige Moleküle unterschiedlicher Art. Chemisch ähneln einige dem Stresshormon Cortisol sowie den Sexualhormonen Östrogen, Progesteron und Testosteron. Pheromone finden sich auch bei Insekten, Fischen und anderen Säugetieren. Beim Menschen bilden sie sich in Schweiß, Urin, Muttermilch und der Haut von Händen und Füßen.

Pheromone werden durch die Luft von einem Individuum zum anderen transportiert und erreichen den Empfänger über seine Nase. In der Nase reagiert das sogenannte vomeronasale oder Jacobson-Organ auf Pheromone und aktiviert die *älteren Hirnareale*. Daher beeinflussen uns Pheromone, *ohne dass wir uns dessen bewusst werden*. Man weiß noch nicht genau, ob diese Beeinflussung über das entwicklungsgeschichtlich alte vomeronasale Organ oder über die Nasenschleimhaut erfolgt. Wie dem auch sei: Wenn wir uns zu jemandem hingezogen oder von ihm abgestoßen fühlen, oder auch, wenn wir ruhig oder ängstlich werden, können dafür durchaus die Pheromone verantwortlich sein, die eine Person aussendet und die unser Gehirn auf verschiedene Weisen beeinflussen.

## Liebe auf den ersten Blick

Die Nähe und das Suchverhalten des Kindes nach der Geburt fördern die Liebe der Eltern zu ihm und den Wunsch, für es zu sorgen, ihm Nahrung, Wärme und Schutz zu geben. Die Sehnsucht oder der Instinkt, einander nahe zu sein, ist zwar schon vorhanden, doch die Nuancen des Verhaltens werden in der Begegnung zwischen Eltern und Kind anhand verschiedener Sinneseindrücke geprägt. Berührung, Wärme, sprachliche Laute und der Anblick des anderen formen das angeborene Verhalten und entwickeln es weiter.

## Angst, Wachsamkeit und Aggression

Normalerweise ist eine junge Mutter ruhiger als sonst – vor allem, wenn sie ihr Kind bei sich hat. Es ist aber auch möglich, dass sie in bestimmten Situationen wachsamer, ängstlicher und angespannter ist. Weil sie ihr Kind beschützen will, nimmt sie die Umgebung aufmerksam wahr und würde es im Falle einer Bedrohung mit unglaublicher Energie verteidigen. Diese „mütterliche Aggression" zeigen auch andere Säugetiermütter.

Die Besorgtheit der Mutter kann aber auch diffuser sein. Es kommt vor, dass es ihr plötzlich widerstrebt, die Wohnung zu verlassen, unbekannte Menschen zu treffen, Auto zu fahren, über Brücken zu gehen oder im Fernsehen gewalttätige Szenen zu sehen.

Vom Standpunkt der Evolution aus betrachtet geht es der Mutter dabei um das Vermeiden von Risiken, solange sie noch verletzlich ist und das Kind noch nicht allein zurechtkommt. Sie muss sich und ihr Baby vor verschiedenen Gefahren schützen. Diese unbewusste Vorsicht und Verteidigungshaltung hat in der Frühgeschichte der Menschheit zahlreichen Kindern das Leben gerettet. Obwohl wir heute in einer viel behüteteren Welt leben, sind uns diese Reaktionen als Teil unseres Säugetiererbes erhalten geblieben.

Bei manchen Müttern kann man beobachten, dass solche besorgten Reaktionen sehr stark werden. Die Wachsamkeit nimmt überhand. Dies kann dazu führen, dass die betroffene Mutter ängstlich und depressiv wird, Schlafprobleme bekommt und möglicherweise professionelle Hilfe benötigt.

Natürlich beeinflusst eine starke emotionale Bindung zu ihrem Kind auch die Prioritäten und Entscheidungen der Mutter. Bei vielen rückt die berufliche Karriere in den Hintergrund; nun geht es um die Balance zwischen dem Wunsch, zu Hause zu bleiben, und den beruflichen und finanziellen Erfordernissen. Doch das ist eine andere Geschichte und würde ein weiteres Buch füllen.

## Auch der Vater verändert sich

In Schweden und vielen anderen Ländern sind die Väter häufig bei der Geburt und in den ersten Lebenstagen ihres Kindes anwesend und haben während dieser Zeit oft

Hautkontakt mit dem Baby. So bauen sie genauso wie die Mutter gleich am Anfang eine intensive Bindung zu ihrem Neugeborenen auf. Auch danach beteiligen sich Väter oft sehr intensiv an der Versorgung des Babys und verbringen viel Zeit im Spiel und in enger Beziehung zu ihrem Baby und später Kind. Welche Auswirkungen könnte das haben? Einige Studien haben gezeigt, dass sich der moderne Vater von dem früherer Tage unterscheidet. Väter sind sanfter und fürsorglicher geworden und stellen eher ihre Karriere zugunsten der Familie in den Hintergrund.

Immer mehr interessiert man sich in der Forschung auch für die physiologischen Veränderungen bei den Vätern. In diesem Zusammenhang wurden in den letzten Jahren verschiedene wichtige Ergebnisse veröffentlicht. So gibt es Untersuchungen, nach denen der Spiegel des männlichen Hormons Testosteron bei Vätern sinkt, wenn diese sich viel um die Kinder kümmern und infolgedessen viel Nähe und Hautkontakt zu ihnen erfahren. Gleichzeitig haben diese Väter einen höheren Oxytocinspiegel als Männer ohne Kinder. Diese Veränderungen des Oxytocinspiegels gehen mit messbaren Veränderungen im Gehirn der Väter einher. So vergrößern sich Hirnzentren, die für die Verarbeitung von sozialen Informationen wichtig sind – beispielsweise Bereiche in der Amygdala und im Hypothalamus. Es ist also nicht nur so, dass das Baby oder Kind vom Vater profitiert, sondern auch der Vater hat Vorteile durch die Beziehung zu seinem Kind!

Andere Studien, die Väter und Kinder über eine lange Zeit beobachtet haben, konnten zeigen, dass eine gute Vater-Kind-Bindung die Entwicklung des Kindes langfristig positiv beeinflusst. Eine feinfühlige Interaktion mit dem

Vater wirkt sich beispielsweise – und das wurde bis ins Jugendalter gemessen – positiv auf die Entwicklung von sozialer Kompetenz aus.

## 6.5 Stillen

Durch die Berührung und das Saugen des Babys werden Nervenverbindungen zum Hypothalamus aktiviert, wo Oxytocin gebildet wird. Aufgrund der starken Stimulation synchronisieren die oxytocinproduzierenden Zellen ihre Aktivität. Sobald alle zugleich aktiviert sind, was etwa in 90-Sekunden-Intervallen erfolgt, wird aus dem Hypophysenhinterlappen ein Oxytocinschub in die Blutbahn ausgeschüttet. Mit jedem Oxytocinschub ziehen sich die Muskeln um die Milchbläschen und -kanäle in der Brust zusammen und lösen den Milchfluss aus.

Über Nervenbahnen gelangt Oxytocin außerdem in den Hypophysenvorderlappen, wo es die Freisetzung von Prolactin anregt – dem wichtigsten Hormon für die Milchproduktion. Zugleich weiten sich die Blutgefäße des vorderen Oberkörpers und die Körpertemperatur steigt. Auf diese Weise wird das Kind sowohl mit Milch als auch mit Wärme versorgt.

### Mehr soziale Interaktion, Ruhe und Frieden

Das Stillen hat jedoch noch andere Auswirkungen auf die Mutter. Da bei jedem Stillvorgang im Gehirn Oxytocin freigesetzt wird, verhält sich die Mutter ihrem Kind gegenüber kommunikativer, geht sensibler auf seine Bedürfnisse ein und wird ruhiger. Während des Stillens entspannt sie sich auch körperlich, weil ihr Blutdruck sinkt und der Spiegel des Stresshormons Cortisol abfällt.

Zugleich nimmt die Aktivität in Magen und Darm zu, sodass die Mutter Nahrung optimal verdauen, aufnehmen und speichern kann. Dadurch wird sie auch ernährungsphysiologisch effizient. Man kann keine Energie spenden, ohne gleichzeitig Energie zu sparen, und genau das geschieht, wenn Muskelaktivität und Stresspegel abnehmen, während die Aktivität im Magen-Darm-Trakt und die Nährstoffspeicherung hochgefahren werden.

Die durch Oxytocin bewirkten Veränderungen im mütterlichen Verhalten beim Stillen verstärken die Effekte, welche die Oxytocinfreisetzung während der Geburt hervorgerufen hat. Daher kann das Stillen (und auch der Haut-zu-Haut-Kontakt, s. u.) den Oxytocinmangel im Gehirn kompensieren, der bei Geburten mit Kaiserschnitt oder Periduralanästhesie auftritt.

## Langfristige Effekte des Stillens

Das beim Stillen ausgeschüttete Oxytocin wirkt nicht nur während des Stillvorgangs selbst, sondern sorgt auch dafür, dass zwischen den Stillmahlzeiten der Spiegel des Stresshormons Cortisol und der Blutdruck gesenkt bleiben. Das hat damit zu tun, dass wiederholt freigesetztes Oxytocin die Funktion anderer Signalsysteme beeinflusst und auf diese Weise langfristige positive Effekte hat.

Die beruhigende und entspannende Wirkung kann jedoch noch weitaus länger andauern und Frauen *sogar in ihrem späteren Leben vor stressbedingten Krankheiten bewah-*

*ren.* So hat sich in großen klinischen Untersuchungen herausgestellt, dass stillende Frauen „dosisabhängig" vor bestimmten kardiovaskulären Erkrankungen wie Herzinfarkt, Schlaganfall und hohem Blutdruck geschützt sind. Das bedeutet, dass der Schutz umso stärker ist, je mehr Kinder die Frauen stillen und je länger das Stillen anhält. In gewissem Maß sind sie auch gegen Typ-2-Diabetes gefeit, also gegen jene Diabetesform, die bei Erwachsenen und älteren Menschen auftritt.

## Die Bedeutung des Hautkontakts für das Stillen

Wir haben bereits geschildert, was geschieht, wenn man der Mutter ihr Neugeborenes nach der Geburt auf die Brust legt – wie sie miteinander Kontakt aufnehmen, ruhiger und entspannter werden. Diese Effekte sind auf den Hautkontakt zurückzuführen, der ebenfalls das Oxytocinsystem aktiviert, wenn auch nicht so stark wie das Stillen. Während des Hautkontakts zeigen sich wenige und dafür längere Oxytocinschübe, nicht die in 90-Sekunden-Intervallen auftretenden kurzen Schübe in Reaktion auf das Saugen an der Brust.

Auch die durch den Hautkontakt bewirkte Oxytocinausschüttung im Gehirn fördert die soziale Interaktion, senkt den Stresspegel und trägt dazu bei, dass sich das Neugeborene wohl und sicher fühlt. Die Funktionen, die Nahrungsaufnahme und Wachstum unterstützen, werden ebenfalls verstärkt.

Berührung und Nähe sind ein wichtiger Bestandteil jeder Stillmahlzeit. *Tatsächlich werden die meisten Auswirkun-*

*gen des Stillens bereits in Gang gesetzt, wenn das Baby bei der Mutter liegt, aber noch gar nicht begonnen hat zu trinken.* Bereits durch den Hautkontakt verhält sich die Mutter ihrem Kind gegenüber kommunikativer. Sie entspannt sich. Blutdruck und Cortisolspiegel sinken.

Der Hautkontakt beeinflusst auch das Baby. Es wird ruhiger und der Wunsch, mit der Mutter zu kommunizieren, verstärkt sich.

Inzwischen konnte in einer groß angelegten Studie nachgewiesen werden, dass Hautkontakt auch sehr effektiv hilft, Probleme mit dem Stillen zu überwinden. An dieser Studie nahmen Mütter und ihre Säuglinge im Alter von zwei bis sechs Wochen teil. Mehr als die Hälfte der Babys trank gar nicht an der Brust, die anderen so schlecht, dass zugefüttert werden musste. Wie sich zeigte, entwickelten diejenigen Babys, die direkten Hautkontakt zu ihrer Mutter bekamen, doppelt so schnell ein natürliches Trinkverhalten an der Brust wie die Kinder einer Kontrollgruppe, in der das Stillen auf herkömmliche Weise bekleidet und in seitlicher Lage angebahnt wurde.

## 6.6 Die Känguru-Methode

Die meisten Geburtsabteilungen haben mittlerweile die Wichtigkeit des Haut-zu-Haut-Kontakts erkannt und sorgen dafür, dass Babys von dieser Nähe profitieren. Wir wissen heute beispielsweise, dass Frühgeborene besser wachsen und gedeihen, wenn sie nicht nur im Inkubator liegen, sondern auch Hautkontakt mit Mutter oder Vater haben.

Die sogenannte Känguru-Methode wurde per Zufall in Kolumbien „entdeckt". Weil die notwendige Ausstattung fehlte, um Frühgeborene angemessen zu versorgen, musste man eine praktikable Lösung finden. Die kolumbianischen Frühgeborenen wurden an der Brust ihrer Mütter in ein Tuch gelegt, das zu einer Art Nest geformt war. Ihren Namen erhielt diese Methode, weil sie an ein Kängurujunges im Beutel seiner Mutter erinnert.

Dieses Verfahren wurde mittlerweile in zahlreichen Ländern wissenschaftlich überprüft. In Studien verglich man Frühgeborene, die nach der Känguru-Methode betreut wurden, mit Frühgeborenen, die ausschließlich im Inkubator lagen. Es zeigte sich, dass die „Känguru-Babys" mehr Gewicht zulegten, sich schneller entwickelten und das Krankenhaus früher verlassen konnten als die Frühgeborenen im Inkubator. Auch die Milchproduktion der Mütter war besser.

Mittlerweile konnten positive Auswirkungen des frühen Hautkontakts sogar bis ins Jugendalter beobachtet werden. So hat man mithilfe des Verfahrens der transkraniellen Magnetstimulation die Funktion motorischer Gehirnzentren untersucht. Dabei stellte man bei den Frühgeborenen, denen man die Känguru-Methode ermöglicht hatte, im Vergleich zu ehemaligen Inkubator-Kindern eine höhere Leitgeschwindigkeit und eine bessere Synchronisation der Nervenverbände fest. Auch die Übertragung von Informationen zwischen den beiden Gehirnhälften funktionierte besser.

Aufgrund der guten Erfahrungen verbreitet sich die Känguru-Methode immer mehr. Zudem hat sie den Vorteil, dass sie auch den Vater eines Frühgeborenen in die Behandlung einbindet. Dadurch festigt sich die Beziehung zu seinem Kind und er beteiligt sich stärker an der Babypflege.

## 6.7 Das Band wird fester

Der amerikanische Kinderarzt Marshall Klaus hat beschrieben, wie der Hautkontakt zwischen Neugeborenen und Eltern das Band zwischen ihnen verstärkt. Er beobachtete, dass sich Mütter, deren Baby im Inkubator lag, anders verhielten als Mütter, die ihr Kind bei sich auf der Entbindungsstation hatten. Mütter von Neugeborenen verfolgen normalerweise sehr aufmerksam, wenn ein Kinderarzt ihr Baby untersucht. Marshall Klaus stellte jedoch fest, dass Mütter von Frühgeborenen ihr Baby häufig dem Arzt überließen und sich dann in einem anderen Bereich des Raumes auf einen Stuhl setzten. Daraus zog er den Schluss, dass die Bindung zwischen diesen Müttern und ihren frühgeborenen Kindern und damit auch ihr mütterliches Verhalten weniger stark ausgeprägt war als sonst üblich.

### Eltern mit mehr Interesse und besserer Intuition

Klaus vermutete, dass die Trennung von ihren Babys das Verhalten dieser Mütter beeinflusst hatte. Daher stellte er Untersuchungen an, in denen er die Entwicklung der Beziehung zwischen Mutter und Neugeborenem beobachtete. Er verglich die Interaktionen zwischen Müttern und Babys, die man direkt nach der Geburt getrennt hatte, mit denen von Müttern und Babys, die nach der Geburt Hautkontakt gehabt hatten. Dabei zeigte sich: Wenn Mutter und Baby Hautkontakt haben durften, erfolgte das Bonding (vgl. Abschn. 3.3) zwischen ihnen schneller und auch das Stillen ging einfacher. *Die positiven Effekte des Haut-zu-Haut-Kontakts nach der Geburt waren noch Wochen, Monate und teilweise Jahre später messbar.*

Andere Wissenschaftler bestätigten Klaus' Forschungsergebnisse. Haben Mutter und Baby unmittelbar nach der Geburt engen Hautkontakt zueinander, achtet die Mutter mehr auf ihr Baby, erkennt leichter, was es braucht, lächelt es mehr an, schaut ihm öfter in die Augen und spricht mit ihm in angemessener Weise (Ammensprache). Allgemein finden Eltern ihre eigenen Kinder schöner als andere. Das trifft vor allem zu, wenn sie direkt nach der Geburt engen Kontakt zu ihrem Baby hatten. Insgesamt zeigen all diese Daten, dass frühe Nähe ein starkes Band zwischen Mutter und Kind erzeugt.

## Positiver Einfluss früher Nähe auf das Kind

In einer groß angelegten Studie mit insgesamt 176 Mutter-Kind-Paaren untersuchte eine Arbeitsgruppe um die russische Kinderärztin Ksenia Bystrova den Einfluss der Zeit *unmittelbar nach der Geburt* (bis 120 Minuten nach der Entbindung) auf Mutter und Baby. Mütter und Babys, die in dieser Zeit engen Haut-zu-Haut-Kontakt hatten, unterschieden sich bei der Nachuntersuchung im Alter von einem Jahr von Müttern und Babys, die nach der Geburt getrennt waren. Sie waren ruhiger und konnten Stress besser bewältigen. Darüber hinaus verstanden Mutter und Kind einander besser und kommunizierten erfolgreicher miteinander.

Dass diese engere Verbindung tatsächlich auf den Hautkontakt zurückzuführen ist, wurde durch die Tatsache belegt, *dass Kleidung den Effekt der frühen Nähe teilweise aufhebt,* weil sie gewissermaßen wie eine Isolationsschicht wirkt.

*Die Fähigkeit zur Kommunikation, zur Bindung mit anderen sowie zur Gelassenheit lässt sich also durch eine intensive Zeit der Nähe zu Beginn des Lebens aktivieren.* Dieser enge Kontakt zwischen Mutter bzw. Vater und Kind ist nicht nur in jenen ersten Tagen von Bedeutung, sondern hat weitreichende Konsequenzen. Natürlich ist es auch später noch möglich, eine gute Beziehung aufzubauen, doch das wird eine längere Zeit in Anspruch nehmen. Es scheint, als gebe es zu Beginn des Lebens ein „Entwicklungsfenster", in dem sich eine positive Bindung besonders leicht herstellen lässt, mit langfristigen Auswirkungen auf die Fähigkeit, zu kommunizieren und mit Stress umzugehen.

Daneben konnte gezeigt werden, dass viel Nähe bei der Geburt und in den ersten Lebenstagen das Risiko vermindert, dass Mütter ihre Kinder verlassen. Dies haben Untersuchungen aus Russland und Thailand belegt. *Auch die Neigung, Kinder zu misshandeln, nimmt ab.*

Andererseits zeigen viele Studien, dass sich eine frühe Trennung nachteilig auswirkt, dass Kinder, die in ganz jungem Alter verlassen wurden oder ihre engsten Angehörigen verloren haben, weniger gut zurechtkommen. Sie können gesundheitliche Probleme haben, etwa Wachstumsstörungen und eine schlechte Infektionsabwehr. Laut zahlreichen Untersuchungen haben sie auch häufig Beziehungsprobleme, leiden öfter an Angststörungen und Depressionen. Im Umkehrschluss könnte man sagen: Die Nähe zu geliebten Menschen am Beginn des Lebens schützt vor Ängstlichkeit,

Depression und Beziehungsproblemen im Erwachsenenalter und kann gesundheitsfördernd sein.

## Bowlbys Modell blendet die Mutter aus

Genau wie bei anderen Säugetieren sorgt Oxytocin also auch beim Menschen für eine Bindung zwischen Mutter und Kind. Dies bedeutet, dass sie sich wohl und gelassen fühlen, wenn sie zusammen sind. Umgekehrt heißt es, dass eine junge Mutter leicht Ängste entwickelt, wenn sie ihr Baby vorübergehend verlässt. Auch dieses Gefühl der Unruhe und Angst lässt sich mit Oxytocin in Verbindung bringen – es ist ein Signal der Säugetiersprache für die Mutter, zu ihrem Kind zurückzukehren. Somit trägt Oxytocin dazu bei, Mutter und Kind „zusammenzuschweißen", weil Angst und Anspannung verfliegen, wenn sie wieder vereint sind.

Ein entscheidender Unterschied zwischen Bowlbys Fürsorgemodell und dem hier beschriebenen Modell der Nähe besteht darin, dass Bowlby vor allem die Seite des Kindes betrachtet hat. *Doch nicht nur das Kind braucht die Nähe – für die Mutter gilt das ebenso.* Wie oben erläutert, übt die Nähe zu ihrem Baby auch auf die Mutter einen positiven Einfluss aus; sie fühlt sich glücklich, ruhig und zufrieden. Demzufolge wird das mütterliche Verhalten durch das Oxytocin aktiviert, das während der Geburt reichlich freigesetzt und durch die Nähe unmittelbar nach der Geburt sowie durch anschließendes Stillen und engen Kontakt verstärkt ausgeschüttet wird. Das Oxytocin weckt den Hauthunger der Mutter. Die Nähe zu ihrem Kind verschafft ihr Entspannung und Wohlbefinden, die Trennung von ihm macht sie unglücklich und besorgt. *Mutter und Kind sind Spiegelbilder voneinander.*

## 6.8 Physiologische Erklärung der langfristigen Effekte

Wie wir gesehen haben, sind positive Effekte des Haut-zu-Haut-Kontakts unmittelbar nach der Geburt noch Wochen, Monate und teilweise Jahre später messbar. Dass diese Auswirkungen so lange anhalten, liegt vermutlich daran, dass zu keiner anderen Zeit im Leben so viel Oxytocin freigesetzt wird. Wie in Abschn. 5.4 dargestellt, hat eine wiederholte Ausschüttung von Oxytocin langfristige Auswirkungen, weil sie die Funktionen anderer Signalsysteme beeinflusst. Möglicherweise haben die ungeheuren Oxytocinmengen, die in der kurzen Zeitspanne während der Wehen freigesetzt werden, ähnliche Auswirkungen wie eine wiederholte aber schwächere Oxytocinausschüttung über einen langen Zeitraum. Auch das ungewöhnlich hohe Niveau der Schwangerschaftshormone Östrogen und Progesteron kann dafür verantwortlich sein, dass sich der Haut-zu-Haut-Kontakt unmittelbar nach der Geburt so langfristig auswirkt. Zudem werden in dieser Phase viele weitere Systeme im Gehirn angekurbelt, die das Lernen erleichtern. Anscheinend übt die Nähe unmittelbar nach der Geburt auf lange Sicht einen ganz speziellen Einfluss auf das Kind aus.

Wie man in den Studien zur Känguru-Methode sehen konnte, hat nicht nur die körperliche Nähe *direkt nach der*

*Geburt*, sondern auch der Körperkontakt *in den folgenden Wochen und Monaten* langfristig eine Vielzahl positiver Auswirkungen. Durch viel Nähe und Berührung gerade in den ersten Wochen und Monaten wird das Oxytocinsystem immer wieder stimuliert. Es ist anzunehmen, dass hierdurch das Lernen der durch Oxytocin ausgelösten Effekte vertieft und das Kind deshalb sozial feinfühliger wird, mehr Nähe zu anderen sucht, aber auch beispielsweise mit Stresssituationen besser umgehen kann. Gleichzeitig wird dieses Kind selbst ein aktiveres Oxytocinsystem entwickeln. Hierbei kann die Aktivierung oder Inaktivierung bestimmter Gene eine wichtige Rolle spielen. Diese sogenannte epigenetische Programmierung, wie sie Michael Meaney bei jungen Ratten beschreibt (s. Abschn. 3.4), findet auch beim Menschen statt.

## 6.9 Entspannung aus der Ferne

Irgendwann kann sich das Baby auch dann wohl, ruhig und sicher fühlen, wenn es keinen unmittelbaren Körperkontakt zu Vater oder Mutter mehr hat. Es genügt, sie zu hören oder zu sehen. Ihr Anblick oder ihre Stimme sind mit der Oxytocinausschüttung verknüpft worden – es hat gewissermaßen eine Pawlow'sche Konditionierung (s. Abschn. 3.1) stattgefunden. Eine ähnliche Reaktion ist bei den Eltern zu beobachten, die nun auch zufrieden und beruhigt sind, wenn sie zwar keinen Körperkontakt haben, ihr Baby aber in der Nähe wissen. Die Konditionierung verläuft in beide Richtungen.

In der nächsten Entwicklungsphase braucht sich das Kind nicht mehr im selben Raum wie seine Eltern aufzuhalten, weil es eine Erinnerung, also ein inneres Bild von ihnen erzeugt hat, das im Gehirn gespeichert ist. Es genügt, an Mutter oder Vater zu denken, um ruhig zu werden. Ein älteres Kind benötigt die unmittelbare körperliche Nähe vor allem dann wieder, wenn es ihm nicht gut geht – beispielsweise, weil es Angst hat. Dann reicht die rein geistige Wirkung des beruhigenden inneren Bildes nicht aus – das Bild muss durch die konkrete Aktivierung der sensorischen Hautnerven aufgefrischt werden, um das schlechte Gefühl oder die Angst überwinden zu können. Da hilft es, sich auf Mamas oder Papas Schoß zu kuscheln oder umarmt zu werden.

Im besten Fall hält die erlernte Gelassenheit, die der früh erfahrenen Nähe zu verdanken ist, ein Leben lang an. Zudem lässt sie sich weiterentwickeln und wird umfassend, wenn wir vielen Menschen begegnen, die mit uns warme und verlässliche Beziehungen eingehen. Es muss dann nicht mehr die Person anwesend sein, die das Ruhe-und-Frieden-System ursprünglich in Gang gesetzt hat; sie ist als erlerntes Bild im Gedächtnis gespeichert und von entscheidender Bedeutung für das Sicherheitsgefühl des Kindes und seine spätere Lebenstüchtigkeit.

Die Annahme, dass Oxytocin bei der Entwicklung von Bindungen eine zentrale Rolle spielt, wird durch mehrere Studien gestützt, *nach denen der Oxytocinspiegel von Kindern positiv mit einer sicheren Bindung korreliert ist*. Selbst bei älteren Kindern zeigt der Oxytocinspiegel an, wie sicher sie sich fühlen. Weitere Belege für diesen Zusammenhang kommen aus Rumänien. *Wie man festgestellt hat, erfolgte bei einigen Kindern, die in Waisenhäusern aufwuchsen und in der ersten Zeit ihres Lebens nicht genug Nähe erfuhren, später keine Freisetzung von Oxytocin*, wenn sie Menschen trafen, die sie mochten. Bei Gleichaltrigen, die ein normales Maß an Nähe erfahren hatten, war das nicht der Fall.

## Religion – eine Form von Bindung?

Je älter das Kind wird, desto mehr weitere Bezugspersonen wird es geben – vielleicht die Großeltern, Freunde, eine Erzieherin im Kindergarten oder ein Lehrer an der Schule. Für all diese Personen gilt jedoch die Einschränkung, dass sie nicht immer anwesend sind.

Nicht wenige Menschen finden in der Religion eine Lösung für dieses Problem. Selbst wenn sich Gott nicht im selben Raum aufhält, ist er doch immer gegenwärtig. Er liebt die Kinder, er sieht sie und hält sie, so wie die Mutter oder der Vater es am Anfang getan haben. Die Kirchenlieder und Gebete helfen, die Nähe zu Gott als Bezugsperson wahrzunehmen – jemanden, der immer da ist, vielleicht nicht in greifbarer Nähe, aber in Gedanken.

Dies alles erinnert sehr an die Beschreibung der geliebten Mutter, des geliebten Vaters oder eines anderen lieb gewonnenen Menschen. Da Gott ein inneres Bild ist, muss man ihn sich vorstellen. Die Worte in den Gebeten und Kirchenliedern helfen, ihn vor dem geistigen Auge erstehen zu lassen. Sämtliche Beziehungen brauchen jedoch Nahrung, um zu überleben. Durch allabendliches Beten und vielleicht regelmäßiges Singen von geistlichen Liedern bleibt die Verbindung zu Gott lebendig.

Zugleich verstärkt sich das Gefühl von Ruhe und Sicherheit – teilweise als unmittelbarer Effekt der symbolischen Worte, die von Liebe, Ruhe und Sicherheit sprechen, doch auch indirekt, weil das Bild des gütigen Gottes, dem die Kinder stets am Herzen liegen, der sie sieht und hält, so lebendiger wird. Zudem hat Gott seine eigenen Häuser auf Erden – die Kirchen –, und dort wie an anderen Orten sind Darstellungen des guten Mannes, der im Himmel wohnt, zu sehen. Das festigt ebenfalls das Bild von Gott und das durch ihn erzeugte Gefühl, geborgen und sicher zu sein. Das Gebet ist auch eine Art Gespräch mit Gott.

Das Bedürfnis, unser Sicherheitssystem zu erweitern, bleibt lebenslang erhalten. Nicht nur die Kinder brauchen es. Für diejenigen Erwachsenen, die eine persönliche Beziehung zu dem gütigen Gott haben, könnte dies die Quelle all der beschriebenen positiven Gefühle und Erfahrungen im Leben sein. Als könne man jederzeit die Hand von jemandem halten, dürfe sich immer sicher fühlen und sei niemals allein, weil stets jemand da ist, der einen sieht und hört, einen wärmt und hält. Darüber hinaus können Gebete und geistliche Lieder Entspannung und meditative Gefühle hervorrufen, was ebenfalls gesund und heilsam ist.

*Mönche und Nonnen in Klöstern leben vermutlich in einer oxytocingetränkten Welt.* Die Beziehung zu Gott steht den ganzen Tag über im Mittelpunkt. Regelmäßige Messen und Gesänge erhalten die Verbindung zum Göttlichen und die damit einhergehenden positiven Gefühle aufrecht. Diese Regelmäßigkeit und die kurzen Intervalle zwischen den Messen und Gebeten bedeuten, dass das Oxytocinsystem stets auf Hochtouren läuft.

## 6.10 Ergänzungen der Herausgeber

Kerstin Uvnäs Moberg hat in diesem Kapitel in eindrucksvoller Weise gezeigt, welch enorme Bedeutung ein gut funktionierendes Beziehungs- und Oxytocinsystem für die Gesundheit, das Wohlbefinden sowie die körperliche und geistige Entwicklung des Säuglings hat. Aus den dargestellten Forschungsergebnissen lässt sich einerseits erkennen, dass das Beziehungs- und Oxytocinsystem zwischen Mutter und Baby *durch eine Vielzahl von Auslösern aktiviert werden kann*. Die Natur hat dieses so wichtige System also mit einer Überkapazität ausgestattet. Wenn ein Auslöser wegfällt, können andere Auslöser dessen Funktion übernehmen. Dies erklärt, warum in so vielen Fällen trotz Kaiserschnitt, Periduralanästhesie und möglicherweise Trennung nach der Geburt eine gute Eltern-Kind-Interaktion entsteht und sich viele Babys, die in der Anfangszeit weniger optimale Bedingungen erlebten, dennoch zu bindungs- und beziehungsfähigen, sozial kompetenten Menschen entwickeln.

*Andererseits ist es trotz der Überkapazität des Oxytocinsystems möglich, dass die wechselseitige Regulation gestört wird.* Das Risiko hierfür ist umso höher, je mehr Störfaktoren vorliegen. Wenn aufgrund eines ungünstigen Zusammenwirkens von Störfaktoren die Aktivierung des Oxytocinsystems nicht mehr ausreichend gut gelingt, müssen Kind und Eltern meist kurz- wie langfristig einen hohen Preis bezahlen.

Aus den von Kerstin Uvnäs Moberg dargestellten Zusammenhängen lässt sich ableiten, wie wichtig es ist, Störungen des wechselseitigen Beziehungs- und Oxytocinsystems so früh wie möglich zu erkennen und ihre Behandlung im

Säuglingsalter genauso ernst zu nehmen wie beispielsweise Ernährung, Impfungen oder eine frühe Diagnostik und Therapie bei drohender körperlicher oder geistiger Beeinträchtigung.

## Mögliche Ursachen einer Störung des Beziehungs- und Oxytocinsystems

Störungen des Beziehungs- und Oxytocinsystems können sehr unterschiedliche Gründe haben:

1. In Zusammenhang mit der **Geburt**: Längere Trennungen, besonders wenn diese direkt in der Zeit nach der Geburt erfolgen.
2. **Genetische Faktoren** aufseiten von Kind und/oder Eltern. Beispielsweise erhöhen bestimmte Varianten des Oxytocinrezeptor-Gens das Risiko, dass es zu einer Störung des Beziehungs- und Oxytocinsystems kommt.
3. **Ungünstige Bindungserfahrungen** eines oder beider Elternteile. Wie in Abschn. 3.4 am Beispiel der Tierstudien Meaneys dargestellt wurde, kann das Fürsorgeverhalten eines Elternteils beispielsweise dann beeinträchtigt sein, wenn der Betroffene selbst in der Kindheit wenig Fürsorge erfahren hat.
4. **Sensorische Besonderheiten** des Säuglings. *Dies ist nach unseren Einschätzungen der wichtigste Störfaktor.* Es gibt Babys, die *besonders empfindlich* auf Sinnesreize reagieren. Von einer solchen Überempfindlichkeit können unterschiedliche Sinnessysteme wie die Haut, der Gleichgewichtssinn, Sehen, Hören oder der Geruchs- und Geschmackssinn betroffen sein. Entspre-

chende Überempfindlichkeiten können dazu führen, dass Nähe und Körperkontakt weniger gut gelingen und hierdurch die Oxytocinproduktion beeinträchtigt wird. Gerade das System Haut scheint hier eine entscheidende Rolle zu spielen. Wie Kerstin Uvnäs Moberg in Abschn. 4.3 dargestellt hat, ist die Haut ein ganz wichtiger – wahrscheinlich der wichtigste – Weg zum Oxytocin. Wenn ein Säugling oder Kind im Bereich der Haut überempfindlich reagiert, können bei ihm normale Berührungen, die durch die Eltern intuitiv erfolgen, unangenehme Empfindungen auslösen. So kann zartes Streicheln oder Küssen, insbesondere wenn diese Berührungen an empfindlichen Körperregionen wie dem Gesicht, den Händen oder Füßen erfolgen, für diese Säuglinge unangenehm sein. Man kann dann beobachten, dass intuitives elterliches Verhalten Stress und Abwehr auslöst, statt zu entspannen und eine Beziehung aufzubauen. In der Folge suchen Baby und Eltern die körperliche Nähe weniger. Es ist anzunehmen, dass dies zu einer Verminderung der Oxytocinausschüttung führt.

Eine andere Gruppe von Säuglingen *verarbeitet Sinnesreize eher zu wenig*, sie sind also „unterinformiert". Hierdurch nimmt ihr Gehirn auch die Informationen aus Beziehungssignalen ihrer Eltern undeutlicher wahr. Sie spüren weniger, wenn sie gestreichelt, angelächelt oder liebevoll angesprochen werden. Es ist anzunehmen, dass auch bei diesen Säuglingen die Oxytocinproduktion vermindert ist.

5. Eine **Körperkontaktstörung** aufseiten der Mutter und/oder des Babys. Aufgrund unserer eigenen therapeutischen Arbeit und Forschung möchten wir auf diesen Störfaktor hinweisen, weil er das wechselseitige Oxytocinsystem von Mutter und Baby extrem ungünstig beeinflussen kann, aber gleichwohl sehr häufig übersehen wird. Eine Körperkontaktstörung bedeutet, dass Körperkontakt und Nähe unangenehme Empfindungen auslösen und die Betroffenen daher körperliche Nähe zu anderen Menschen vermeiden. Damit ist der wichtigste Kanal für die Stimulation einer Oxytocinausschüttung blockiert. Darüber hinaus sind meist weitere Kanäle wie beziehungsmäßiges Sehen und Hören mit betroffen. Ursachen und Therapie von Körperkontaktstörungen haben wir in unserem Buch *Fähig zum Körperkontakt* umfassend dargestellt.

## Was lässt sich tun?

*Beziehung und Körperkontakt von Anfang an einen hohen Stellenwert geben*

Zunächst gilt es sicherzustellen, dass das Neugeborene – ebenso wie später der größere Säugling – viel ruhigen Körperkontakt erfährt. Im Bereich der Versorgung Frühgeborener hat sich dieser Grundgedanke bereits durchgesetzt. Daher bekommen Frühgeborene auf praktisch allen neonatologischen Stationen Körperkontakt in Form der Känguru-Methode angeboten. Aus dem Wissen über Oxytocin lässt sich ableiten, dass langer, entspannter Körperkontakt – ohne Störung von außen – nicht nur in den Stunden unmittelbar nach der Geburt, sondern auch für ältere Säuglinge und Kinder eine grundlegende Voraussetzung für eine gesunde körperliche und seelische Entwicklung ist.

*Hinschauen*

Es gibt typische Hinweise auf eine Störung des Beziehungs- und Oxytocinsystems. Aufseiten der Mutter wären dies beispielsweise: Ihr geht es gefühlsmäßig nicht gut. Sie erlebt nicht die typischen Glücksgefühle mit ihrem Baby. Stattdessen überwiegen negative Emotionen wie Depression, Angespanntheit oder innere Leere. Die Mutter hat das Gefühl, weniger Liebe für ihr Kind zu empfinden. Sie hat nicht das Bedürfnis nach langem, intensivem Körperkontakt mit dem Kind, der Körperkontakt und die Beziehungsaufnahme zum Kind wirken eher mechanisch. Intuitive elterliche Kompetenzen lassen sich weniger gut abrufen. Entsprechendes kann auch beim Vater der Fall sein. Wie wir gesehen haben, wird die Interaktion zwischen Vater und Kind ebenfalls durch das Oxytocin gesteuert.

Aufseiten des Säuglings können folgende Beobachtungen auf eine Störung hinweisen: Das Baby geht nicht in engen und entspannten Körperkontakt mit Mutter oder Vater. Es wirkt im Körperkontakt überaktiviert oder schlaff und passiv. Das Baby nimmt keinen oder nur wenig Blickkontakt auf und zeigt nicht die typische Freude an der Interaktion. Es lässt sich in schwierigen Situationen nicht oder nicht gut durch Körperkontakt trösten.

Hinschauen und Wahrnehmen will gelernt werden. Wichtige Ziele wären:

- Ärzte und Schwestern auf Neugeborenenstationen, Hebammen und Stillberaterinnen so zu schulen, dass sie Störungen im Bereich von Körperkontakt und Beziehungsfähigkeit erkennen
- im Rahmen der ärztlichen Vorsorgeuntersuchungen (U-Untersuchungen) der Diagnostik von Störungen im Bereich von Körperkontakt und Beziehungsfähigkeit den gleichen Stellenwert zu geben wie körperlichen Beeinträchtigungen

*Frühe Interventionen zur Aktivierung der Kanäle, über die eine Oxytocinausschüttung stimuliert werden kann*

Manchen Eltern und Babys hilft in diesem Zusammenhang bereits eine einfühlende Beratung. Ein Ziel dieser Beratung wäre, die grundlegende Bedeutung von Körper- und Blickkontakt für das eigene Baby wahrzunehmen. Als zweites Ziel käme hinzu, gemeinsam mit den Eltern zu prüfen, in welchen Situationen ein „Üben" von Körper- und Blickkontakt sinnvoll wäre. Sollte eine solche Beratung nicht innerhalb weniger Wochen zu sichtbaren Veränderungen führen, wäre der nächste Schritt eine Anleitung durch eine umfassend ausgebildete Säuglingstherapeutin bzw. einen Säuglingstherapeuten. Näheres hierzu ist in *Fähig zum Körperkontakt* (Jansen und Streit 2015) ausführlich dargestellt.

## Säuglinge mit Regulationsstörungen

Wenn ein Baby sehr viel schreit und oft unruhig ist, kann der Grund hierfür eine sogenannte Regulationsstörung sein. Viele regulationsgestörte Säuglinge haben auch Schwierigkeiten mit dem Schlafen. Sie schlafen schwer ein, haben einen sehr unruhigen Schlaf und werden nachts oft wach. Nicht wenige Eltern berichten, dass das Stillen oder Füttern ihres Babys ebenfalls sehr anstrengend und häufig mit Abwehr, Weinen oder Schreien verbunden sei.

Gemeinsam mit der Kinderärztin Sabine Nantke untersuchen und behandeln wir seit Langem Säuglinge mit Regulationsstörungen. Dabei beobachten wir, dass die meisten dieser Babys Schwierigkeiten haben, sich auf nahen Körperkontakt zu ihren Müttern und Vätern einzulassen. Wenn ihre Eltern sie in der Wiegeposition oder Bauch an Bauch auf den Arm nehmen, machen sich die betroffenen Säuglinge häufig steif und drücken sich vom Körper des Elternteils weg. Sie wirken im Körperkontakt nicht entspannt wie andere Säuglinge. Vielmehr sind sie gerade in körperlicher Nähe unruhig, wirken gestresst, bis hin zu heftigem Schreien. Fast alle Eltern reagieren auf dieses Verhalten, indem sie ihr Kind nicht mehr oder nur noch selten in engen Körperkontakt nehmen. Manchen betroffenen Säuglingen fehlt ein qualitativ guter Körperkontakt zu ihren Bezugspersonen völlig.

Aufgrund dieser Beobachtungen führten wir eine Studie durch, in der wir anhand von Videoaufzeichnungen das Verhalten von Säuglingen mit Regulationsstörungen und unauffälligen, also gut regulierten, Säuglingen verglichen. Was wir vorher an so vielen dieser Babys beobachtet hatten, bestätigte sich in der Studie: *Die Säuglinge mit einer Regulationsstörung hatten einen qualitativ schlechteren Körperkontakt und nahmen weniger Blickkontakt auf.* Im Vergleich zu den unauffälligen Säuglingen schauten sie nicht einmal halb so lange in die Augen ihrer Mütter – obwohl die Mütter in beiden Gruppen gleich viel Blickkontakt anboten.

Das Wissen über Oxytocin lässt vermuten, dass zwischen den Schwierigkeiten beim Körper- und Blickkontakt und der Regulationsstörung ein Zusammenhang besteht. Wenn Babys weniger Körper- und Blickkontakt bekommen, bedeutet dies, dass zwei wichtige Kanäle für eine Ausschüttung von Oxytocin beeinträchtigt sind. Dadurch profitieren diese Babys weniger von der stressmindernden und entspannenden Wirkung des Oxytocins. Es liegt nahe, dass dies ein wesentlicher Grund für ihre Unruhe, ihr Schreien und ihre häufigen Schlafstörungen ist.

Wie wir wissen, ist das Beziehungs- und Oxytocinsystem ein wechselseitiges Regulationssystem. Das bedeutet, dass es auch auf Mütter und Väter einen starken Einfluss hat, wenn ihr Baby seltener Blickkontakt aufnimmt, sich im Körperkontakt nicht entspannt und auch andere soziale Signale wie soziales Lächeln oder soziales Lautieren seltener zeigt. Je stärker die unterschiedlichen sozialen Kanäle blockiert sind, über die das Baby eine Oxytocinausschüttung bei seinen Eltern stimulieren kann, desto niedriger wird deren Oxytocinspiegel sein. Dies kann dazu führen, dass die Eltern sich weniger ruhig und entspannt fühlen und dass ihre intuitiven Kompetenzen im Umgang mit dem Säugling nicht so abgerufen werden, wie es eigentlich von der Natur vorgesehen ist.

## Verbesserung des Körperkontakts bei Säuglingen mit Regulationsstörungen

Im Rahmen einer weiteren Studie haben wir untersucht, in wieweit sich die Körperkontaktschwierigkeiten von Säuglingen mit Regulationsstörungen therapeutisch behandeln lassen. Die Therapien bestanden in einer verhaltenstherapeutischen Elternberatung mit dem Ziel, Körperkontakt zu üben, bzw. einem praktischen Üben des Körperkontakts mit Eltern und Baby im Sinne einer verhaltenstherapeutischen Exposition. Zunächst zeigte sich, dass sich die Qualität des Körperkontakts bei diesen Babys bereits innerhalb einer Woche verbesserte. Sie zeigten weniger Abwehr gegen Körperkontakt und konnten die körperliche Nähe zu ihren Müttern mehr genießen. Dies war das erste Ergebnis der Studie.

Wir untersuchten auch, inwieweit sich die Veränderungen im Körperkontakt auf die Fähigkeit der Babys auswirkten, ihr eigenes Verhalten erfolgreich zu regulieren. Hier konnten wir bereits nach der kurzen Intervention deutliche Veränderungen feststellen: Die Säuglinge waren weniger unruhig und schrien weniger. Auch ihr Schlafverhalten hatte sich verbessert. Im Durchschnitt schliefen sie täglich 40 Minuten länger. Darüber hinaus verbrachten die Säuglinge im Vergleich zu vorher täglich fast 50 Minuten mehr mit ruhigem, entspanntem Spiel. Eine wichtige Voraussetzung für ihre geistige Entwicklung!

Ganz besonders interessant war für uns, inwieweit die beobachteten Veränderungen tatsächlich mit dem verbesserten Körperkontakt in Zusammenhang standen. Um eine Antwort auf diese Frage zu finden, teilten wir die Kinder für eine weitere statistische Auswertung in zwei Gruppen auf: eine Gruppe mit wenig Verbesserung und eine Gruppe mit deutlicher Verbesserung des Körperkontakts. Und tatsächlich zeigte sich, was gemäß den Erkenntnissen über die Wirkung von Oxytocin zu erwarten war: *Diejenigen Babys, deren Körperkontakt sich am stärksten verändert hatte, zeigten auch die deutlichste Verbesserung ihrer Regulationsfähigkeit.*

## Weiterführende Literatur

Alves E, Fielder A, Ghabriel N, Sawyer M, Buisman-Pijlman FT (2015) Early social environment affects the endogenous oxytocin system: a review and future directions. Front Endocrinol 6:32

Bosch OJ, Meddle SL, Beiderbeck DI, Douglas AJ, Neumann ID (2005) Brain oxytocin correlates with maternal aggression: link to anxiety. J Neurosci 25:6807–6815

Broad KD, Lévy F, Evans G, Kimura T, Keverne EB, Kendrick KM (1999) Previous maternal experience potentiates the effect of parturition on oxytocin receptor mRNA expression in the paraventricular nucleus. Eur J Neurosci 11:3725–3737

Bystrova K, Widström AM, Matthiesen AS, Ransjö-Arvidson AB, Welles-Nyström B, Wassberg C, Vorontsov I, Uvnäs Moberg K (2003) Skin-to-skin contact may reduce negative consequences of „the stress of being born": a study on temperature in newborn infants, subjected to different ward routines in St. Petersburg. Acta Paediatr 92:320–326

Bystrova K, Matthiesen AS, Widström AM, Ransjö-Arvidson AB, Welles-Nyström B, Vorontsov I, Uvnäs Moberg K (2007a) The effect of Russian maternity home routines on breastfeeding and neonatal weight loss with special reference to swaddling. Early Hum Dev 83:29–39

Bystrova K, Matthiesen AS, Vorontsov I, Widström AM, Ransjö-Arvidson AB, Uvnäs Moberg K (2007b) Maternal axillar and breast temperature after giving birth: effects of delivery ward practices and relation to infant temperature. Birth 34:291–300

Bystrova K, Ivanova V, Edhborg M, Matthiesen AS, Ransjö-Arvidson AB, Mukhamedrakhimov R, Uvnäs Moberg K, Widström AM (2009) Early contact versus separation: effects on mother–infant interaction one year later. Birth 36:97–109

Cameron NM, Shahrokh D, Del Corpo A, Dhir SK, Szyf M, Champagne FA, Meaney MJ (2008) Epigenetic programming of phenotypic variations in reproductive strategies in the rat through maternal care. J Neuroendocrinol 20:795–801

Champagne FA, Meaney MJ (2008) Transgenerational effects of social environment on variations in maternal care and behavioral response to novelty. Behav Neurosci 121:1353–1363

Christensson K, Cabrera T, Christensson E, Uvnäs Moberg K, Winberg J (1995) Separation distress call in the human neonate in the absence of maternal body contact. Acta Paediatr 84:468–473

Erlandsson K, Dsilna A, Fagerberg I, Christensson K (2007) Skin-to-skin care with the father after cesarean birth and its effect on newborn crying and prefeeding behavior. Birth 34:105–114

Febo M, Numan M, Ferris CF (2005) Functional magnetic resonance imaging shows oxytocin activates brain regions associated with mother-pup bonding during suckling. J Neurosci 25:11637–11644

Feldman R (2004) Mother–infant skin-to-skin contact (Kangaroo Care). Theoretical, clinical and empirical aspects. Infants Young Child 17:145–161

Feldman R, Weller A, Zagoory-Sharon O, Levine A (2007) Evidence for a neuroendocrinological foundation of human affiliation: plasma oxytocin levels across pregnancy and the postpartum period predict mother–infant bonding. Psychol Sci 18:965–970

Francis DD, Champagne FC, Meaney MJ (2000) Variations in maternal behaviour are associated with differences in oxytocin receptor levels in the rat. J Neuroendocrinol 12:1145–1148

Gillath O, Shaver PR, Baek JM, Chun DS (2008) Genetic correlates of adult attachment style. Pers Soc Psychol Bull 34:1396–1405

Gordon I, Zagoory-Sharon O, Schneiderman I, Leckman JF, Weller A, Feldman R (2008) Oxytocin and cortisol in romantically unattached young adults: associations with bonding and psychological distress. Psychophysiology 45:349–352

Gordon I, Zagoory-Sharon O, Leckman JF, Feldman R (2010) Oxytocin and the development of parenting in humans. Biol Psychiatry 68(4):377–382

Gray PB, Yang CF, Pope HG Jr (2006) Fathers have lower salivary testosterone levels than unmarried men and married non-fathers in Beijing, China. Proc Biol Sci 273:333–339

Harlow HF, Rowland GL, Griffin GA (1964) The effect of total social deprivation on the development of monkey behavior. Psychiatr Res Rep Am Psychiatr Assoc 19:116–135

Hofer MA (1994) Early relationships as regulators of infant physiology and behaviour. Acta Paediatr Suppl 397:9–18

Jansen F, Streit U (2015) Fähig zum Körperkontakt. Springer Medizin, Heidelberg

Jonas W, Wiklund I, Nissen E, Ransjö-Arvidson AB, Uvnäs Moberg K (2007) Newborn skin temperature two days postpartum during breastfeeding related to different labour ward practices. Early Hum Dev 83:55–62

Jonas W, Nissen E, Ransjö-Arvidson AB, Wiklund I, Henriksson P, Uvnäs Moberg K (2008a) Short- and long-term decrease of blood pressure in women during breastfeeding. Breastfeed Med 3:103–109

Jonas W, Nissen E, Ransjö-Arvidson AB, Matthiesen AS, Uvnäs Moberg K (2008b) Influence of oxytocin or epidural analgesia on personality profile in breastfeeding women: a comparative study. Arch Women's Ment Health 11:335–345

Kendrick KM, Lévy F, Keverne EB (1991) Importance of vagino-cervical stimulation for the formation of maternal bonding in primiparous and multiparous parturient ewes. Physiol Behav 50:595–600

Kendrick KM, Da Costa AP, Broad KD, Ohkura S, Guevara R, Lévy F, Keverne EB (1997) Neural control of maternal behaviour and olfactory recognition of offspring. Brain Res Bull 44:383–395

Keverne EB, Curley JP (2004) Vasopressin, oxytocin and social behaviour. Curr Opin Neurobiol 14:777–783

Keverne EB, Kendrick KM (1994) Maternal behaviour in sheep and its neuroendocrine regulation. Acta Paediatr Suppl 397:47–56

Kim P, Rigo P, Mayes LC, Feldman R, Leckman JF, Swain JE (2014) Neural plasticity in fathers of human infants. Soc Neurosci 9:522–535

Klaus MH, Klaus PH (1998) Your amazing newborn. Perseus Books, Massachusetts. Deutsche Ausgabe (2003): Das Wunder der ersten Lebenswochen. Übers. von Maria Andreas. Goldmann, München

Klaus MH, Jerauld R, Kreger NC, McAlpine W, Steffa M, Kennel JH (1972) Maternal attachment. Importance of the first postpartum days. N Engl J Med 286:460–463

Kumsta R, Hummel E, Chen FS, Heinrichs M (2013) Epigenetic regulation of the oxytocin receptor gene: implications for behavioral neuroscience. Front neurosci 7:83

Lee SY, Kim MT, Jee SH, Yang HP (2005) Does long-term lactation protect premenopausal women against hypertension risk? A Korean women's cohort study. Prev Med 41:433–438

Levine A, Zagoory-Sharon O, Feldman R, Weller A (2007) Oxytocin during pregnancy and early postpartum: individual patterns and maternal-fetal attachment. Peptides 28:1162–1169

Lonstein JS (2005) Reduced anxiety in postpartum rats requires recent physical interactions with pups, but is independent of suckling and peripheral sources of hormones. Horm Behavior 47:241–255

Marazziti D, Dell'Osso B, Baroni S, Mungai F, Catena M, Rucci P, Albanese F, Giannaccini G, Betti L, Fabbrini L, Italiani P, Del Debbio A, Lucacchini A, Dell'Osso L (2006) A relationship between oxytocin and anxiety of romantic attachment. Clin Pract Epidemiol Ment Health 2:28

Mascaro JS, Hackett PD, Rilling JK (2014) Differential neural responses to child and sexual stimuli in human fathers and nonfathers and their hormonal correlates. Psychoneuroendocrinology 46:153–163

Matthiesen AS, Ransjö-Arvidson AB, Nissen E, Uvnäs Moberg K (2001) Postpartum maternal oxytocin release by newborns: effects of infant hand massage and sucking. Birth 28:13–19

Meinlschmidt G, Heim C (2007) Sensitivity to intranasal oxytocin in adult men with early parental separation. Biol Psychiatry 61:1109–1111

Nelson EE, Panksepp J (1998) Brain substrates of infant–mother attachment: contributions of opioids, oxytocin, and norepinephrine. Review. Neurosci Biobehav Rev 22:437–452

Nissen E, Uvnäs Moberg K, Svensson K, Stock S, Widström AM, Winberg J (1996) Different patterns of oxytocin, prolactin but not cortisol release during breastfeeding in women delivered by caesarean section or by the vaginal route. Early Hum Dev 45:103–118

Nissen E, Gustavsson P, Widström AM, Uvnäs Moberg K (1998) Oxytocin, prolactin, milk production and their relationship with personality traits in women after vaginal delivery or Cesarean section. J Psychosom Obstet Gynecol 19:49–58

Nowak R, Murphy TM, Lindsay DR, Alster P, Andersson R, Uvnäs Moberg K (1997a) Development of a preferential relationship with the mother by the newborn lamb: importance of the sucking activity. Physiol Behav 62:681–688

Nowak R, Goursaud AP, Lévy F, Orgeur P, Schaal B, Belzung C, Picard M, Meunier-Salaün MC, Alster P, Uvnäs Moberg K (1997b) Cholecystokinin receptors mediate the development of a preference for the mother by newly born lambs. Behav Neurosci 111:1375–1382

Numan M (2006) Hypothalamic neural circuits regulating maternal responsiveness toward infants. Behav Cogn Neurosci Rev 5:163–190

Numan M, Stolzenberg DS (2009) Medial preoptic area interactions with dopamine neural systems in the control of the onset and maintenance of maternal behavior in rats. Front Neuroendocrinol 30:46–64

Pedersen CA, Ascher JA, Monroe YL, Prange AJ (1982) Oxytocin induces maternal behaviour in virgin female rats. Science 216:648–650

Ransjö-Arvidson AB, Matthiesen AS, Lilja G, Nissen E, Widström AM, Uvnäs Moberg K (2001) Maternal analgesia during labor disturbs newborn behavior: effects on breastfeeding, temperature, and crying. Birth 28:5–12

Russell JA, Leng G, Douglas AJ (2003) The magnocellular oxytocin system, the fount of maternity: adaptations in pregnancy. Front Neuroendocrinol 24:27–61

Schneider C, Charpak N, Ruiz-Pelaez JG, Tessier R (2012) Cerebral motor function in very premature-at-birth adolescents: a brain stimulation exploration of kangaroo mother care effects. Acta Paediatr 101(10):1045–1053

Silber M, Larsson B, Uvnäs Moberg K (1991) Oxytocin, somatostatin, insulin and gastrin concentrations vis-à-vis late pregnancy, breastfeeding and oral contraceptives. Acta Obstet Gynecol Scand 70:283–289

Streit U, Nantke S, Jansen F (2014) Unterschiede in der Qualität des Körper- und Blickkontakts bei Säuglingen mit und ohne Regulationsstörung. Z Kinder Jugendpsychiatr Psychother 42(6):389–396

Streit U, Nantke S, Jansen F, Wolf K, Gallasch M, Kohlmann T (2014). Einfluss einer Verbesserung des Körperkontakts auf Regulationsstörungen im Säuglingsalter. Z Kinder Jugendpsychiatr Psychother 42(5):301–313

Stuebe AM, Rich-Edwards JW, Willett WC, Manson JE, Michels KB (2005) Duration of lactation and incidence of type 2 diabetes. JAMA 294:2601–2610

Stuebe AM, Michels KB, Willett WC, Manson JE, Rexrode K, Rich-Edwards JW (2009) Duration of lactation and incidence of myocardial infarction in middle to late adulthood. Am J Obstet Gynecol 200:138.e1–138.e8

Svensson KE, Velandia MI, Matthiesen AS, Welles-Nystrom BL, Widstrom AM (2013) Effects of mother-infant skin-to-skin contact on severe latch-on problems in older infants: a randomized trial. Int Breastfeed J 8(1):1

Tops M, Van Peer JM, Korf J, Wijers AA, Tucker DM (2007) Anxiety, cortisol, and attachment predict plasma oxytocin. Psychophysiology 44:444–449

Uvnäs Moberg K (1996) Neuroendocrinology of the mother–child interaction. Trends Endocrinol Metab 7:126–131

Uvnäs Moberg K (2007) The role of oxytocin in the development of attachment and maternal adaptations during the postpartum period. In: Brisch KH, Hellbrügge T (Hrsg) Die Anfänge der Eltern-Kind-Bindung. Klett-Cotta, Stuttgart

Uvnäs Moberg K, Prime DK (2013) Oxytocin effects in mothers and infants during breastfeeding. Infant 9(6):201–206

Velandia M, Matthisen AS, Uvnäs Moberg K, Nissen E (2010) Onset of vocal interaction between parents and newborns in skin-to-skin contact immediately after elective cesarean section. Birth 37(3):192–201

Widström AM, Ransjö-Arvidson AB, Christensson K, Matthiesen AS, Winberg J, Uvnäs Moberg K (1987) Gastric suction in healthy newborn infants. Effects on circulation and developing feeding behaviour. Acta Paediatr Scand 76:566–572

Wismer Fries AB, Ziegler TE, Kurian JR, Jacoris S, Pollak SD (2005) Early experience in humans is associated with changes in neuropeptides critical for regulating social behavior. Proc Natl Acad Sci U S A 102(47):17237–17240

# 7 Oxytocin in Beziehungen zwischen Erwachsenen

Oxytocin fördert die soziale Interaktion in den unterschiedlichsten Formen von Beziehungen. Wir haben bereits beschrieben, wie Oxytocin die Säugetiermutter dazu aktiviert, ihren Nachwuchs zu ernähren und eine Bindung zu ihm aufzubauen. In diesem Kapitel zeigen wir, dass Oxytocin unsere Beziehungen im Erwachsenenleben auf eine ähnliche Weise unterstützt.

## 7.1 Auswirkungen von Oxytocin bei Erwachsenen

### Verbesserung sozialer Kompetenzen

Verschiedene Funktionen des Oxytocins tragen gemeinsam dazu bei, soziale Kompetenz zu verbessern. Zunächst einmal verstärkt es den *Wunsch zur Interaktion* mit anderen. Weiterhin verbessert es aber auch die *Fähigkeit, feine Nuancen und emotionale Botschaften in Kommunikationssignalen zu erkennen*, zu verstehen und angemessen darauf zu reagieren. Diese Wirkung erzielt Oxytocin beispielsweise auch bei autistischen Menschen.

*Lernen im Sozialbereich* wird ebenfalls durch Oxytocin erleichtert. So konnte sowohl in Tierstudien als auch in Untersuchungen an Menschen nachgewiesen werden, dass Oxytocin es einfacher macht, andere Individuen wiederzuerkennen. Das liegt daran, dass die zugrunde liegenden Lernprozesse, also das Speichern der sozialen Information, schneller erfolgen.

## Studien zum Einfluss von Oxytocin auf soziale Kompetenzen

Wenn Männer Oxytocin über ein Nasenspray bekommen, *erhöht sich die Aktivität in Hirnarealen, die mit sozialer Interaktion zu tun haben*. Oxytocin löst also in den hierfür zuständigen Hirnarealen Veränderungen aus, die zu einer Verbesserung der sozialen Kompetenzen führen. Das äußert sich in der besseren Fähigkeit, den Gemütszustand anderer Menschen zu erkennen, in einem freundlicheren und großzügigeren Verhalten gegenüber anderen Personen und sogar in einer optimistischeren Weltsicht.

In einer anderen Studie sollten Männer Gesichtsausdrücke bewerten. Dazu zeigte man ihnen Bilder von Personen, auf denen nur der Augenbereich zu sehen war. Die abgebildeten Augen drückten verschiedene Gefühlszustände aus, wie „verärgert", „besorgt" oder „freundlich". Die Männer, denen man das oxytocinhaltige Nasenspray gegeben hatte, schätzten die dargestellten Gemütszustände häufiger richtig ein als die Männer in der Kontrollgruppe, die Nasenspray mit einer Salzlösung erhalten hatten.

In einer ähnlichen Untersuchung testete man eine Gruppe von *Männern mit autistischen Zügen*, die Probleme im Kontakt zu anderen Menschen hatten. Auch bei diesen Männern verbesserte sich die Fähigkeit, den emotionalen Ausdruck von Gesichtern wahrzunehmen.

Bei Menschen, die Schwierigkeiten haben, andere Personen zu erkennen und ihre Gefühle zu deuten, ist der Oxytocinspiegel häufig niedrig oder die Reaktionen auf das Hormon sind eingeschränkt, weil die Oxytocinrezeptoren nicht richtig arbeiten. All diese Untersuchungen zeigen, dass Oxytocin für die soziale Kompetenz des Menschen von allergrößter Bedeutung ist.

Vermutlich lassen manche Menschen, die wir als besonders sympathisch und großzügig empfinden, unseren eigenen Oxytocinspiegel steigen und machen uns auf diese Weise interaktiver, ruhiger und vertrauensvoller. *Diese Auswirkungen vollziehen sich für uns unmerklich, weil die Reaktionen Teil unseres Säugetiererbes sind und daher auf einer unbewussten Ebene stattfinden.*

## Belohnung, Ruhe und Frieden

Oxytocin kann über verschiedene Steuerungsmechanismen angenehme Gefühle auslösen und unangenehme Gefühle vermindern. So wird die Aktivität im Belohnungssystem des Gehirns angeregt. Dies führt zu einer verstärkten Freisetzung von endogenen Opioiden und Dopamin und erzeugt dadurch ein Gefühl des Wohlbehagens. Dieses kann über die Produktion von Serotonin, das mit guter Laune assoziiert ist, zusätzlich gesteigert werden. All dies führt dazu,

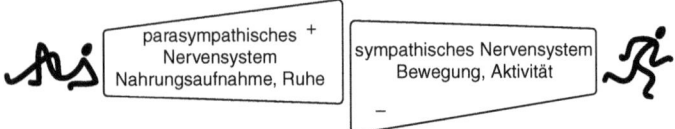

**Abb. 7.1** Oxytocin steigert die Funktion des parasympathischen Nervensystems, während es die Funktion des sympathischen Nervensystems abschwächt. (© Airi Iliste)

dass das Gegenüber bzw. die anderen Individuen selbst mit positiven Gefühlen verknüpft werden.

Auf der anderen Seite werden *Schmerzempfinden und Stress gedämpft.* Weil die Aktivität in der Hypothalamus-Hypophysen-Nebennierenrinden-Achse abnimmt, wird die Produktion des Stresshormons Cortisol gedrosselt. Wegen einer verringerten Aktivität im sympathischen Nervensystem kommt es zu einem Absinken des Blutdrucks. Weil gleichzeitig die Aktivität im parasympathischen Nervensystem zunimmt, verlangsamt sich der Puls (Abb. 7.1).

Eine weitere Auswirkung des Oxytocins ist die *Verminderung von Angst,* beispielsweise gegenüber unbekannten Individuen. Gibt man einer Ratte vor der ersten Begegnung mit einer unbekannten Ratte Oxytocin, so hat die behandelte Ratte keine Angst vor der fremden – auch nicht bei darauffolgenden Zusammentreffen.

All diese positiven Auswirkungen entstehen durch die Ausschüttung von Oxytocin im Rahmen der Interaktion mit anderen Individuen, beispielsweise durch Nähe zwischen Mutter und Nachwuchs, durch sensorische Stimulation bei der Paarung von männlichen und weiblichen Individuen oder durch Duftsignale in einer Herde.

Bleibt man der anderen Person nahe, so werden die positiven Gefühle aufrechterhalten. Wird man jedoch von ihr getrennt oder verlässt sie, lassen die positiven Wirkungen nach. Damit sich das Wohlgefühl wieder einstellt, muss man erneut mit dem anderen Individuum zusammenkommen – die Mutter mit ihrem Kind, der Partner mit der geliebten Person oder die Herdentiere miteinander. Auf diese Weise sorgt das Oxytocin für den Zusammenhalt zwischen Individuen.

## 7.2 Aufbau fester Paarbeziehungen bei Säugetieren

In den Vereinigten Staaten haben Thomas Insel und Sue Carter gezeigt, dass Oxytocin den Aufbau einer festen Paarbeziehung zwischen Wühlmäusen unterstützt. Normalerweise wird die dauerhafte Bindung zwischen Wühlmausweibchen und -männchen durch die Freisetzung von Oxytocin während der Paarung ausgelöst. Verabreicht man jedoch einer Wühlmaus, die noch keine Paarbeziehung eingegangen ist, in Anwesenheit einer andersgeschlechtlichen Wühlmaus Oxytocin, so entwickeln die beiden eine dauerhafte Bindung, auch ohne sich zu paaren.

Diese lebenslange Partnerbindung, die bei der Paarung monogamer Wühlmäuse oder durch die Verabreichung von Oxytocin erfolgt, hat mehrere Gründe. Das vom Oxytocin beeinflusste Individuum erkennt den anderen Partner leichter und hat keine Angst vor ihm. Darüber hinaus wird das Belohnungssystem der Wühlmaus aktiviert: Weil das Oxytocin Substanzen wie Dopamin und Endorphine freisetzt, löst die andere Wühlmaus positive Gefühle aus. Zu guter Letzt entfaltet das vom Oxytocin aktivierte Ruhe- und-Frieden-System seine Wirkung. Die Tiere werden gelassen und entspannt.

Insgesamt heißt dies, dass die Wühlmäuse dauerhaft desjenige Tier bevorzugen, das sie gut kennengelernt haben und mit positiven Erfahrungen assoziieren. Oxytocin erzeugt also bei den monogam lebenden Wühlmäusen das gleiche Grundmuster an Auswirkungen wie in der Beziehung zwischen Müttern und ihrem Nachwuchs.

Bei der männlichen Wühlmaus spielt zusätzlich **Vasopressin**, der Verwandte des Oxytocins, eine wichtige Rolle, um eine enge Bindung zum Weibchen herzustellen. Inzwischen weiß man sogar, dass es eine lange und eine kurze Variante des Vasopressinrezeptors gibt. Die lange scheint mit Treue einherzugehen und findet sich bei den monogamen Wühlmäusen; die kurze ist offenbar mit einem promiskuitiven Verhalten assoziiert und tritt bei Wühlmausmännchen auf, die in haremähnlichen Gruppen leben. Diese beiden Wühlmausarten unterscheiden sich nicht nur in ihren Vasopressinrezeptoren, sondern auch in der Lage von Oxytocin- und Vasopressinrezeptoren im Gehirn. Normalerweise gelingt es nicht, zwischen zwei Wühlmäusen, die in haremähnlichen Gruppen leben, eine monogame Bindung zu erzeugen. Mithilfe moderner Verfahren lassen sich allerdings Verhaltensänderungen bei den beiden Wühlmausarten herbeiführen, indem man genetische Informationen von einer Art auf die andere überträgt.

## 7.3 Sex und Liebe

Für die meisten Menschen verliert die Herkunftsfamilie an Bedeutung, wenn sie sich verlieben und einen Partner finden, mit dem sie zusammenleben möchten. Wenn ein Kind älter wird, nimmt sein Bedürfnis nach Berührung und Nähe zunächst ab. In einer sexuellen Beziehung kehrt es jedoch zurück und wird zu einem zentralen Bestandteil der Kommunikation des Paares. Neben Geburt und Stillen ist Sex der mächtigste Auslöser für die Freisetzung von Oxytocin. Berührungen und Küsse, aber auch die sensorische Stimulation durch den Geschlechtsverkehr selbst führen bei beiden Geschlechtern zu einer starken Ausschüttung von Oxytocin.

Wissenschaftler haben den Oxytocinspiegel von Männern und Frauen beim Geschlechtsverkehr gemessen und festgestellt, dass er ansteigt und beim Orgasmus einen maximalen Wert erreicht. Vermutlich erfüllt das Oxytocin dabei viele Funktionen. Zum einen bewirkt es, dass die Muskeln kontrahieren, die bei Männern und Frauen am Orgasmus beteiligt sind. Andere Studien haben gezeigt, dass ein hoher Oxytocinspiegel den Transport der Eizelle und ihre Befruchtung erleichtert.

Weil Oxytocin die Ausschüttung von Dopamin und endogenen Opioiden bewirkt, trägt es auch zu dem durch Geschlechtsverkehr und Orgasmus ausgelösten Wohlbefinden und Glücksgefühl bei. Die Gefühle von Ruhe und Frieden, von Liebe und Vertrauen zum Partner lassen sich ebenfalls dem Oxytocin zuschreiben. So bleibt bei Ratten die Ruhe nach der Paarung aus, wenn man ihnen Substanzen verabreicht, die die Effekte des Oxytocins blockieren. Natürlich ist das starke Band, das zwischen den beiden Liebenden entsteht, ebenfalls dem Oxytocin zu verdanken.

Allerdings ist es nicht nur das Oxytocin, das die Kontrolle übernimmt, wenn wir verliebt sind und dabei vielleicht ein wenig „den Kopf verlieren". Wie Untersuchungen gezeigt haben, wird während der Phase der Verliebtheit, die Jahre andauern kann, im Gehirn auch eine amphetaminähnliche Substanz gebildet.

Bei verliebten Frauen nimmt die sexuelle Aktivität häufig zu. Das beruht auf einem Anstieg des männlichen Hormons Testosteron, das bei Frauen den Sexualtrieb steuert. Bei Männern ist jedoch das Gegenteil der Fall! Ihr Testosteronspiegel sinkt.

Dass Berührung und Nähe den Testosteronspiegel von Männern senken, wird dadurch gestützt, dass auch bei Vätern, die als Hausmann bei ihren Kindern bleiben, ein erniedrigter Testosteronspiegel zu finden ist.

Wie beim Kontakt zwischen Eltern und Kind wird auch von verliebten Paaren der Körperkontakt als besonders angenehm empfunden. Teil der erotischen Anziehung ist ein wieder erwachter „Hauthunger", der die Liebenden wie ein mächtiger Magnet zueinander hinzieht. Die Haut wird gewissermaßen elektrisch aufgeladen.

Sind die Liebenden beieinander, fühlen sie sich wohl, werden ruhig und entspannen sich. Sobald sie getrennt sind, schwinden das Wohlbefinden und die Ruhe und sie wollen einander wiedersehen. Im Laufe der Zeit werden diese angenehmen und beruhigenden Effekte mit der anderen Person verknüpft, auch wenn man sie nur in Gedanken bei sich hat. Genau diese Entwicklung konnte man auch bei Eltern und Kindern beobachten.

## Gleiche Mechanismen wie in der Eltern-Kind-Beziehung

Zwischen der ersten Haut-zu-Haut-Begegnung von Mutter und Neugeborenem und dem Geschlechtsverkehr zweier Liebenden gibt es viele Parallelen. In beiden Situationen kommen sich zwei Individuen nach einem mehr oder weniger stereotypen Muster nahe. So ähnelt die Vorbereitung auf das Stillen der Vorbereitung auf den Geschlechtsverkehr. Beide umfassen verschiedene Formen sensorischer Stimulation, wie Berührungen, Wärme, leichten Druck und Gerüche. Die beiden Erwachsenen kommunizieren oft mit ähnlichen leisen Lauten wie Mutter und Kind. Für beide Parteien ist die Situation mit Wohlbehagen und einem Gefühl von Ruhe, Entspanntheit und Glück verbunden.

Bei der stillenden Mutter kann die Oxytocinausschüttung so stark sein, dass sie das Gefühl hat, in eine andere Welt abzutauchen. Auch beim Geschlechtsverkehr kann das bewusste Empfinden in den Hintergrund treten. In beiden Situationen schlafen die Beteiligten anschließend nicht selten ein.

Mutter und Kind, das verliebte Paar und im Grunde alle Individuen, die sich mögen, empfinden Glück und Zufriedenheit, wenn sie sich begegnen oder aneinander denken. Bei fMRI-Untersuchungen leuchten Hirnareale auf, die mit starken positiven Gefühlen korrelieren und mit Oxytocin in Zusammenhang stehen, sobald eine Mutter ein Bild ihres geliebten Kindes oder Verliebte ein Bild des Partners sehen.

Können die Liebenden beieinander sein und ist der Oxytocinspiegel hoch, vollzieht sich der gleiche Prozess wie bei der ersten Begegnung zwischen Eltern und ihrem Neugeborenen. Das körpereigene Belohnungssystem wird stimuliert und die andere Person und selbst die Umgebung werden durch das Oxytocin mit stark positiven Gefühlen verbunden. So wie die jungen Eltern ihr eigenes Kind schöner und wunderbarer finden als alle anderen, empfinden auch die beiden Liebenden einander als vollkommen – beides liegt zumindest teilweise am Oxytocin.

## Verschwimmende Grenzen in engen Beziehungen

Wenn Menschen sich sehr nahestehen, scheinen sich die Grenzen zwischen ihnen zuweilen aufzulösen. Zwischen Eltern und Kindern ist dies im Grunde selbstverständlich. Es liegt auf der Hand, dass die Eltern Verantwortung für ihr Kind übernehmen und alles tun, um es zu beschützen. Bei Erwachsenen erscheint es uns eher ungewöhnlich. Dennoch wirkt in beiden Fällen prinzipiell der gleiche Mechanismus, weil die starke Wirkung des Oxytocins die Fähigkeit verstärkt, auf die Gefühle und Wünsche anderer Menschen einzugehen.

Einander nahestehende Menschen neigen auch dazu, einander unbewusst zu imitieren. Sie spiegeln Gesichtsausdrücke und Empfindungen des anderen wider, was sich auch in einer Angleichung der Bewegungen und, in gewissem Umfang, des Denkens äußert. Viele Menschen, die schon lange verheiratet sind oder zusammenleben, wissen schließlich auch ohne Worte, was der andere denkt. Manchmal beginnen sich zwei Personen, die bereits lange ein Paar sind, auch äußerlich zu ähneln. Sie haben die gleiche Haltung und die gleiche Mimik und werden, wie man sagt, zu Seelenverwandten.

Bei einer großen internationalen Tagung vor vielen Jahren traf ich eine Frau, die mit einem meiner Forschungskollegen verheiratet war. Man sah, dass sie sich sehr gern hatten. Obwohl die Frau keine wissenschaftliche Ausbildung besaß und nie in einem Labor gewesen war, sprach sie von der Arbeit ihres Mannes als „unserer" Forschung. In ihrem Empfinden hatten sie sie gemeinsam geleistet. Damals fand ich ihre Ausdrucksweise absurd. Heute sehe ich das Ganze mit anderen Augen. Offensichtlich hatte sie das Gefühl, dass sie und ihr Ehemann teilweise ein und dieselbe Person waren.

## Wenn Liebende getrennt sind

Bevor sich das innere Bild der geliebten Person gefestigt hat, sind Wohlbefinden und Ruhe mehr an den Augenblick gebunden. Was aber geschieht, wenn die beiden Liebenden voneinander getrennt sind? Im Grunde das Gleiche wie bei Eltern und Kindern. Ist die geliebte Person nicht in der Nähe, verfliegen die angenehmen Gefühle nach einer Weile. Man beginnt sich ein wenig zu ängstigen und wird nervös. „Wo ist sie?" „Warum ruft er nicht an?" „Hat sie sich vielleicht mit jemand anderem getroffen?" Nach und nach verwandelt sich die Welt der hellen Gedanken in ein düsteres Sorgenloch.

Was geschieht hier? Nun – dies ist die Kehrseite der engen Bindung, wie wir sie auch im Zusammenhang mit der Eltern-Kind-Beziehung beschrieben haben. Sie umfasst Verlassenheit, Angst und Argwohn. Die Essenz einer Bindung besteht darin, dass die beiden Personen zusammen sein sollen, verknüpft durch ein unsichtbares Band. So wie Eltern und Kind nach einer gewissen Zeit der Trennung unruhig werden, beginnen sich auch die beiden Verliebten zu sorgen, wenn sie getrennt sind. Besonders zu Beginn der Beziehung, bevor das innere Bild gefestigt ist und sie einander vertrauen, durchleben sie dann möglicherweise Angst und tiefe Verzweiflung.

Manche Wissenschaftler behaupten, dass Frauen die Schattenseiten einer Trennung stärker empfinden und in weniger fest verankerten Beziehungen mehr leiden. Auf die wundervollen Nächte folgen Tage der Verlassenheit, Verzweiflung und Angst. Dieses biologische Phänomen tritt nach jedem Zusammentreffen auf und verschwindet erst dann, wenn die Beziehung einen dauerhaften Charakter bekommt. Eine entsprechende Reaktion offenbart vermutlich die einer Beziehung zugrunde liegenden Bindungskräfte. Es spielt keine Rolle, wie aufgeklärt und liberal wir sind – diesen urtümlichen Reaktionen, in denen sich unser Säugetiererbe äußert, sind wir machtlos ausgeliefert.

## Liebe und Bindung – nicht immer parallel

Die beschriebenen negativen Aspekte der Bindung helfen möglicherweise, einige Erfahrungen und Beobachtungen zu erklären, die sonst schwer zu verstehen sind. Die verschiedenen Fasern, aus denen das Band einer Beziehung gewebt ist, verlaufen nicht immer parallel. Die Liebe kann verblassen und vielleicht verliert einer der beiden Partner das Interesse. Manchmal sind sogar Drohungen und Gewalt im Spiel. Und dennoch bleibt das Paar zusammen. Für Außenstehende ist es zuweilen unbegreiflich, dass sich die beiden nicht trennen und die betrogene oder misshandelte Person die Beziehung nicht beendet.

Die Entscheidung, eine problematische oder gar gefährliche Beziehung aufrechtzuerhalten, kann viele Gründe haben. Vielleicht geht es um praktische Dinge, wie Finanzen, Wohnen und das Sorgerecht für die Kinder. Doch darüber hinaus besteht häufig ein tiefes Bedürfnis nach Sicherheit, und der Partner ist nach wie vor in der Lage, dieses Bedürfnis zu erfüllen, auch wenn die Liebe erloschen ist und es besser wäre, die Beziehung zu beenden.

Eine erlernte Sicherheitsreaktion lässt sich nicht so leicht auslöschen. Paradoxerweise kann es daher zugleich verlockend und qualvoll sein, sich von jemandem zu trennen, den man nicht mehr liebt. Das Alleinsein bedeutet nicht nur Erleichterung, sondern auch eine Zeit unermesslicher Angst und Sorge. Das kann bewirken, dass das unsichtbare Band das Paar wieder zusammenführt – Versöhnung und Wiedervereinigung bringen vorübergehend Linderung. Und das kann sich endlos wiederholen.

## Liebe am Telefon

Menschen, die sich mögen, sehen einander oft in die Augen, sprechen häufig in einem sanften und verspielten Tonfall miteinander und lächeln sich an. Das trifft sowohl auf Mutter-Kind-Beziehungen als auch auf verliebte Paare zu. Die beiden Partner müssen sich jedoch nicht unbedingt im selben Raum aufhalten, um ihre Gefühle auszudrücken. Es geht auch am Telefon. In diesem Fall wird die Liebesbotschaft durch Worte und Stimmfärbung übermittelt, was ebenfalls gut funktioniert. Oxytocin verleiht uns nicht nur einen freundlichen und einladenden Gesichtsausdruck, sondern offenbart unsere Gefühle auch über die Stimme.

Die gesprochenen Worte transportieren die Emotionen und die unsichtbare „Stimme" am anderen Ende hört zu und antwortet in einem ähnlichen Tonfall. Der Partner ist „indirekt anwesend", weil beide ein inneres Bild voneinander erzeugen, das den realen Menschen ersetzt. Daher können sich beide an ganz unterschiedlichen Orten aufhalten. In manchen Beziehungen dient das Telefon sehr lange Zeit als wichtige Verbindung.

Vor der Erfindung des Telefons mussten Briefe die Verbindung zwischen einem getrennten Paar aufrechterhalten. Diese sind weniger unmittelbar als eine persönliche Begegnung oder ein Rendezvous am Telefon. Andererseits ist das geschriebene Wort weniger flüchtig und man kann die Briefe immer wieder lesen.

Ein wichtiges Beziehungsmedium der heutigen Zeit ist das Internet. Partnervermittlung oder eine langzeitige Korrespondenz zwischen Freunden und Liebenden können online erfolgen. In diesen Fällen transportieren nicht das Gesicht, die Stimme oder gar die Handschrift des „anderen", sondern ein geistiges Bild oder die Erinnerung den emotionalen Gehalt der Botschaften. Das ist nicht immer leicht und kann zu Fehlinterpretationen führen.

## 7.4 Oxytocin und Freundschaft

Wie wir gesehen haben, hat Oxytocin neben seinen klassischen Funktionen bei der Geburt und beim Stillen eine Reihe anderer Auswirkungen. Dazu gehören vor allem:

- Angst dämpfen,
- soziales Verhalten fördern,
- Interpretation von „Kommunikationssignalen" (etwa über Riechen, Hören und Sehen) erleichtern,
- Erkennen und Bindungsaufbau erleichtern,
- Wohlbefinden erzeugen,
- Ruhe und Vertrauen hervorrufen,
- Schmerz lindern,
- Ausschüttung von Stresshormonen reduzieren,
- Puls verlangsamen und Blutdruck senken,
- Nahrungsaufnahme, Wachstum und Heilung stimulieren.

All diese durch Oxytocin vermittelten Effekte können nicht nur durch angenehme Stimulation der Haut ausgelöst werden, sondern auch durch andere Sinneseindrücke, etwa über das Riechen, Hören und Sehen. Darüber hinaus können sie durch innere Bilder hervorgerufen werden. Empfinden wir beispielsweise die Begegnung mit einem anderen Menschen als sicher, warm und berührend, so wird Oxytocin zum einen durch die tatsächliche Begegnung mit diesem Menschen ausgeschüttet, zum anderen aber auch durch gespeicherte innere Bilder oder Vorstellungen, die mit diesem Menschen in Zusammenhang stehen.

## Freundschaft und herzliche Beziehungen

Man muss kein Kind gebären und stillen oder eine sexuelle Beziehung haben, um die positiven Auswirkungen von Nähe genießen zu können. Vielmehr werden sie allen Menschen zuteil, die positiv und freundlich miteinander umgehen. Im Rahmen von Freundschaft und Beziehung werden die Effekte des Oxytocins vor allem durch Berührung, Wärme, gefühlsmäßig warmes Sprechen, liebevolles Anschauen oder Lächeln ausgelöst.

Wie die amerikanische Wissenschaftlerin Kathy Light nachgewiesen hat, wird Oxytocin bei Erwachsenen freigesetzt, die einen engen und warmen Kontakt miteinander pflegen. Die Oxytocinmenge ist zwar geringer als beim Stillen oder beim Geschlechtsverkehr, aber sie reicht aus, um freudig und entspannt zu reagieren, wenn wir Menschen treffen, denen wir uns tief verbunden fühlen. Diese warmen Gefühle der Ruhe und Entspannung betreffen Körper und Seele gleichermaßen.

# 7.5 Gruppe und Herde

Wenn Säugetierjunge herangewachsen sind und ihre Mutter verlassen haben, gehen sie andere Formen von Beziehungen ein. Säugetiere können in kleinen und großen Herden oder Rudeln leben oder auch monogam sein. Letzteres ist selten und kommt nur bei etwa fünf Prozent aller Säugetiere vor. In jedem Fall ist Oxytocin für die Interaktion und den Zusammenhalt zwischen den Tieren von Bedeutung.

Außerhalb der schützenden Gruppe lebt das auf sich allein gestellte Individuum gefährlich, fast so wie das neugeborene Junge ohne seine Mutter. Im Laufe der Evolution erfolgten daher vielfältige Anpassungen auf körperlicher Ebene und im Verhalten, die das Bilden einer Einheit fördern. Eine Voraussetzung für den Zusammenhalt einer Gruppe ist, dass die Individuen einander erkennen. Sie müssen auch in der Lage sein, den Gefühlszustand der anderen richtig zu deuten und sich dann entsprechend zu verhalten.

Wie der britische Forscher Barry Keverne gezeigt hat, sind bestimmte mit Erkennen und sozialer Kompetenz assoziierte Hirnareale bei Säugetieren, die in Herden oder Rudeln leben, besonders gut entwickelt. Es bestehen sogar Korrelationen zwischen der Größe dieser Hirnbereiche und der Anzahl von Individuen in der Gruppe.

## Aktivierung des Belohnungssystems

Damit die Gruppe zusammenbleibt, genügt es jedoch nicht, dass die Individuen in der Gruppe einander erkennen, den Gefühlszustand der anderen lesen können und keine Angst voreinander haben. Vielmehr spielen auch in größeren Gruppen Mechanismen eine Rolle, die Bindung zwischen den einzelnen Individuen herstellen. Diese gleichen den Bindungsmechanismen zwischen Eltern und Kind bzw. innerhalb eines Paares, obwohl sie weniger intensiv sind.

Es wurde wissenschaftlich nachgewiesen, dass morphinähnliche Substanzen freigesetzt werden, wenn Affen gegenseitig Fellpflege betreiben. Dieses sogenannte Grooming dient letztlich dazu, die Horde zusammenzuhalten, weil es auf beiden Seiten Wohlbefinden auslöst. Dieser Effekt hat vermutlich damit zu tun, dass Berührung und Oxytocin das Belohnungssystem des Körpers stimulieren. Zudem senkt Grooming den Stresspegel, was ebenfalls den Wunsch der Individuen verstärkt, zusammenzubleiben.

Die beruhigenden und verbindenden Effekte müssen nicht unbedingt über körperliche Nähe vermittelt werden. Sehen und Hören leisten das Gleiche. Zudem senden die Mitglieder einer Gruppe oder Herde einander Signale über Pheromone. Wie wir bereits gesehen haben, sind Pheromone Substanzen, die durch die Luft von einem Individuum zum anderen übertragen werden und den Empfänger über das Riechorgan und das vomeronasale Organ beeinflussen.

### Die Tiere werden sozialer

Oxytocin beeinflusst das soziale Verhalten innerhalb von Gruppen. Werden verschiedene Tiere – beispielsweise Ratten – zusammengebracht, dann kämpfen sie weniger miteinander, wenn sie vorher Oxytocin bekommen haben. Auch halten sie sich dann enger beieinander auf und pflegen sich öfters gegenseitig.

Wenn man einer sozial scheuen Ratte Oxytocin gibt, wird sie in bestimmten Untersuchungssituationen mutiger. Beispielsweise wagt sie sich dann etwas mehr in die Mitte des Käfigs. Dies tun Ratten normalerweise nicht, weil es gefährlich sein könnte. Die verminderte Ängstlichkeit ist vermutlich eine Voraussetzung für die Zunahme des Sozialverhaltens.

Die geringere Angst und das gesteigerte soziale Verhalten werden durch Oxytocin in der **Amygdala** erzeugt, dem Hirnareal, das für die Regulierung von Angst und sozialer

Interaktion von großer Bedeutung ist. Ratten und Mäuse mit Oxytocinmangel oder ohne Oxytocinrezeptoren in der Amygdala verlieren die Fähigkeit, ihre eigenen Artgenossen zu erkennen, und können demzufolge nicht mehr normal mit ihnen interagieren. Diese Ratten werden gewissermaßen zu „Autisten".

In den Experimenten mit Ratten zeigte sich jedoch noch etwas Weiteres: Wenn man einer einzelnen Ratte innerhalb einer Gruppe Oxytocin verabreicht, wird nicht nur diese Ratte ruhiger und in Bezug auf die anderen Ratten interaktiver. *Auch alle Ratten in der unmittelbaren Umgebung verändern ihr Verhalten entsprechend, und zwar ohne dass sie einander berühren.* Dies ist teilweise darauf zurückzuführen, dass Ratten mit einem hohen Oxytocinspiegel Pheromone absondern. Diese durch die Luft übertragenen Substanzen treffen auf die Riechorgane der anderen Tiere und machen sie ruhiger und interaktiver. Zudem wird ihr Stresspegel gesenkt und die Schmerzempfindlichkeit herabgesetzt. Wenn man die Nasenschleimhaut der Tiere betäubt, bleiben die Effekte aus.

Die Duftsignale erzeugen also die typischen Effekte von Oxytocin. Dies liegt daran, dass die Pheromone tatsächlich bei den anderen Tieren eine Ausschüttung von Oxytocin bewirken. *Auf diese Weise kommt es innerhalb der Gruppe gewissermaßen zu einer Synchronisation des Oxytocinspiegels.* Das bewirkt, dass die gesamte Gruppe ruhiger wird und die einzelnen Tiere aggressionsfreier interagieren.

Genau wie die wechselseitigen Berührungen bei Mutter und Kind Ruhe und Wohlbefinden auslösen, entsteht in der Rattengruppe die gleiche Wirkung durch das Aussenden von Duftsignalen. Die Tiere müssen jedoch bei der Gruppe mit den Duftsignalen bleiben, denn sobald eine Ratte die Gruppe verlässt, verlieren sich bei ihr die positiven Effekte des Oxytocins und damit das Gefühl von Wohlbefinden und Ruhe. Um sich wieder entsprechend wohlzufühlen, muss die Ratte zu ihrer Gruppe zurückkehren. Demnach wird die Gruppe zusammengehalten, weil die Ratten einander am Geruch erkennen und weil die Duftsignale bei den anderen Gruppenmitgliedern das Oxytocinsystem aktivieren.

Festzuhalten ist weiterhin, dass die Tiere einer Gruppe zwar miteinander friedlich umgehen, aber nicht zwangsläufig mit Tieren aus anderen Gruppen. *Mitgliedern einer fremden Gruppe begegnen sie eher mit mehr Misstrauen und Aggression.*

Die Ausbreitung der beruhigenden Wirkung wird noch dadurch beschleunigt, dass die Tiere mit einem höheren Oxytocinspiegel die anderen anlocken. Darum geraten diese schneller unter den Einfluss der Duftsignale der oxytocingeschwängerten Ratten und die Einheit der Gruppe wird noch mehr gestärkt. Die Gruppenbindung ist natürlich unspezifischer als die zwischen Mutter und Baby oder zwischen zwei Verliebten. Sie verteilt sich auf viele Individuen, so ähnlich wie die vielen Schnüre in einem Bündel Luftballons.

Experten für Kühe und Rinderwirtschaft haben festgestellt, dass es im Stall sehr ruhig wird, wenn eine Kuh kurz vor der Geburt steht. Die anderen Kühe legen sich hin, käuen wieder und machen allgemein einen friedlichen Eindruck. Möglicherweise sendet die trächtige Kuh, deren Oxytocinspiegel sehr hoch ist, während der Wehen große

Mengen beruhigender Duftstoffe aus, die einen Einfluss auf die Oxytocinfreisetzung bei den anderen Kühen haben.

## Die moderne Gruppe

Unsere *Homo-sapiens*-Vorfahren lebten wahrscheinlich in Gruppen mit bis zu 50 oder 60 Individuen. Sie machten Jagd auf kleine Tiere und aßen, was auf den Bäumen und am Boden wuchs. Als Jäger und Sammler waren sie ständig unterwegs und betrieben keinen Ackerbau. Es ist anzunehmen, dass einige unserer intuitiven, angeborenen Talente für unsere frühen Vorfahren wichtiger waren als für uns und dass unsere prähistorischen Urahnen noch mehr als die Menschen von heute unter dem Einfluss ihres „Säugetiererbes" standen.

Zusammenhalt und Einheit der Gruppe müssen von unermesslicher Bedeutung gewesen sein, weil es lebenswichtig war, sich gegen zahlreiche gefährliche Tiere und andere unbekannte Bedrohungen zu schützen und zu verteidigen. Für die gemeinsame Jagd oder die Verteidigung der Gruppe oder Sippe war die Bindung und Koordination zwischen den Individuen offenkundig unabdingbar.

Wie bereits dargestellt, werden Gruppen durch eine Art „Mini-Oxytocin-Kitt" zusammengehalten. Die Ratten in einer Gruppe können einander durch Pheromone beruhigen, die mit dem Oxytocin gekoppelt sind. Andere Tiere stärken den Zusammenhalt untereinander durch Berührungen. Diese Bindungen sind nicht so persönlich und einzigartig wie das Band zwischen Mutter und Kind oder bei einem Paar. Sie richten sich mehr auf alle Individuen der Gruppe.

Wir Menschen sind nicht wie einige Säugetiere von Duftsignalen abhängig, sondern erkennen einander an der äußeren Erscheinung. Wir leben zwar nicht mehr in Großgruppen, verbringen aber viel Zeit in anderen Arten von Gruppen, etwa am Arbeitsplatz. Viele Arbeitgeber haben überdies erkannt, wie wichtig es ist, das Gemeinschaftsgefühl unter ihren Arbeitnehmern zu stärken. Diese fühlen sich dann wohler und die Wahrscheinlichkeit wächst, dass sie sich loyal verhalten und auf ein gemeinsames Ziel hinarbeiten. Betriebsausflüge und verschiedenartige „Events" sollen das „Wir"-Gefühl der Gruppe festigen.

Die Macht der Gruppenbindung zeigt sich vor allem, wenn sich die Einheit auflöst. Menschen, die beispielsweise eine Woche lang ein anregendes Seminar besucht haben, empfinden oft ein Gefühl der Leere, wenn sie nach Hause zurückkehren und das Leben wieder in den alten Bahnen verläuft. Das ist nichts anderes als eine leichte Form von Entzugserscheinung oder Trennungsangst, die offenbart, dass die einigenden und positiven Effekte des Oxytocins nur so lange aktiv waren, wie das Seminar andauerte.

## Wir und die anderen

Starke Gruppenbindungen können auch eine Kehrseite haben. Genau wie sich ein eng verbundenes Paar von der Außenwelt abgrenzen kann, kommt dies auch bei einer geschlossenen Gruppe vor. Ein intensives „Wir"-Gefühl geht möglicherweise mit einem starken „Die-anderen"-Gefühl einher. Diese Einstellung „Wir-gegen-die-anderen" ist von Vorteil, wenn ein guter Teamgeist erforderlich ist, um einen Wettbewerb zu gewinnen oder auf ein gemeinsames Ziel hinzuarbeiten. Andererseits kann der starke Zusammenhalt in einer Gruppe auch zu Feindseligkeit und sogar Diskriminierung zwischen verschiedenen Gruppen führen.

Je enger die Individuen zusammenrücken und je mehr sich die Grenzen zwischen den Gruppenmitgliedern auflösen, desto stärker wird die Abgrenzung nach außen hin. Es ist, als seien sie durch eine dünne Hülle von der Außenwelt getrennt. So entwickelt sich die Unterscheidung von „wir" und „die anderen". Zugleich nimmt man nur noch die guten und positiven Eigenschaften der eigenen Gruppenmitglieder wahr, während man negative Merkmale Außenstehenden zuschreibt. Geht man mit diesem Phänomen nicht angemessen um, erlangt die Ausgrenzung möglicherweise ein größeres Gewicht als die Zusammengehörigkeit.

Diese Neigung, die Welt um uns herum in „wir" und „sie" einzuteilen, die eng mit den Mechanismen verflochten ist, aus denen Bindungen zwischen Individuen entstehen, kann eine negative Kehrseite haben, weil sie eine unbewusst gestreute Saat ist, aus der Konflikte erwachsen können.

Auch bei verschiedenen Gruppentherapien nutzt man die Eigenschaften einer Gruppe und ihre Fähigkeit, das Oxytocinsystem zu beeinflussen. Die Sicherheit und das Vertrauen, welche die Gruppenzugehörigkeit hervorruft, können dem Individuum die Gelegenheit zu bedeutenden Veränderungen geben, zu denen es allein niemals fähig wäre.

## Weiterführende Literatur

Ågren G, Uvnäs Moberg K, Lundeberg T (1997) Olfactory cues from an oxytocin-injected male rat can induce anti-nociception in its cagemates. Neuroreport 29:3073–3076

Ågren G, Olsson C, Uvnäs Moberg K, Lundeberg T (1997) Olfactory cues from an oxytocin-injected male rat can reduce energy loss in its cagemates. Neuroreport 28:2551–2555

Anderson-Hunt M, Dennerstein L (1995) Oxytocin and female sexuality. Gynecol Obstet Invest 40:217–221

Bartels A, Zeki S (2004) The neural correlates of maternal and romantic love. Neuroimage 21:1155–1166

Baumgartner T, Heinrichs M, Vonlanthen A, Fischbacher U, Fehr E (2008) Oxytocin shapes the neural circuitry of trust and trust adaptation in humans. Neuron 58:639–650

Bielsky IF, Young LJ (2004) Oxytocin, vasopressin, and social recognition in mammals. Peptides 25:1565–1574

Blom M, Janszky I, Balog P, Orth-Gomér K, Wamala SP (2003) Social relations in women with coronary heart disease: the effects of work and marital stress. J Cardiovasc Risk 10:201–206

Broad KD, Curley JP, Keverne EB (2006) Mother-infant bonding and the evolution of mammalian social relationships. Philos Trans R Soc B: Biol Sci 29:2199–2214

Carmichael MS, Humbert R, Dixen J, Palmisano G, Greenleaf W, Davidson JM (1987) Plasma oxytocin increases in the human sexual response. J Clin Endocrinol Metab 64:27–31

Ditzen B, Schaer M, Gabriel B, Bodenmann G, Ehlert U, Heinrichs M (2009) Intranasal oxytocin increases positive communication and reduces cortisol levels during couple conflict. Biol Psychiatry 65:728–731

Domes G, Heinrichs M, Michel A, Berger C, Herpertz SC (2007) Oxytocin improves „mind-reading" in humans. Biol Psychiatry 61:731–733

Domes G, Heinrichs M, Gläscher J, Büchel C, Braus DF, Herpertz SC (2007) Oxytocin attenuates amygdala responses to emotional faces regardless of valence. Biol Psychiatry 62:1187–1190

Gordon I, Zagoory-Sharon O, Schneiderman I, Leckman JF, Weller A, Feldman R (2008) Oxytocin and cortisol in romantically unattached young adults: associations with bonding and psychological distress. Psychophysiology 45:349–352

Guastella AJ, Mitchell PB, Dadds MR (2008) Oxytocin increases gaze to the eye region of human faces. Biol Psychiatry 63:3–5

Heinrichs M, Domes G (2008) Neuropeptides and social behaviour: effects of oxytocin and vasopressin in humans. Prog Brain Res 170:337–350

Heinrichs M, Baumgartner T, Kirschbaum C, Ehlert U (2003) Social support and oxytocin interact to suppress cortisol and subjective responses to psychosocial stress. Biol Psychiatry 54:1389–1398

Holt-Lunstad J, Birmingham WA, Light KC (2008) Influence of a „warm touch" support enhancement intervention among married couples on ambulatory blood pressure, oxytocin, alpha amylase, and cortisol. Psychosom Med 70:976–985

Insel TR (2003) Is social attachment an addictive disorder? Physiological Behavior 79:351–357

Ishak WW, Berman DS, Peters A (2008) Male anorgasmia treated with oxytocin. J Sex Med 5:1022–1024

Kirsch P, Esslinger C, Chen Q, Mier D, Lis S, Siddhanti S, Gruppe H, Mattay VS, Gallhofer B, Meyer-Lindenberg A (2005) Oxytocin modulates neural circuitry for social cognition and fear in humans. J Neurosci 25:11489–11493

Komisaruk BR, Whipple B (1998) Love as sensory stimulation: physiological consequences of its deprivation and expression. Psychoneuroendocrinology 23:927–944

Kosfeld M, Heinrichs M, Zak PJ, Fischbacher U, Fehr E (2005) Oxytocin increases trust in humans. Nature 435:673–676

Krüger TH, Haake P, Chereath D, Knapp W, Janssen OE, Exton MS, Schedlowski M, Hartmann U (2003) Specificity of the neuroendocrine response to orgasm during sexual arousal in men. J Endocrinol 177:57–64

Landgraf R, Frank E, Aldag JM, Neumann ID, Sharer CA, Ren X, Terwilliger EF, Niwa M, Wigger A, Young LJ (2003) Viral vector-mediated gene transfer of the vole V1a vasopressin receptor in the rat septum: improved social discrimination and active social behaviour. Eur J Neurosci 18:403–411

Light KC, Grewen KM, Amico JA (2005) More frequent partner hugs and higher oxytocin levels are linked to lower blood pressure and heart rate in premenopausal women. Biol Psychol 69:5–21

Marazziti D, Canale D (2004) Hormonal changes when falling in love. Psychoneuroendocrinology 29:931–936

Martel FL, Nevison CM, Rayment FD, Simpson MJ, Keverne EB (1993) Opioid receptor blockade reduces maternal affect and social grooming in rhesus monkeys. Psychoneuroendocrinology 18:307–321

Martel FL, Nevison CM, Simpson MJ, Keverne EB (1995) Effects of opioid receptor blockade on the social behavior of rhesus monkeys living in large family groups. Dev Psychobiol 28:71–84

Neumann ID (2008) Brain oxytocin: a key regulator of emotional and social behaviours in both females and males. J Neuroendocrinol 20:858–865

Petrovic P, Kalisch R, Singer T, Dolan RJ (2008) Oxytocin attenuates affective evaluations of conditioned faces and amygdala activity. J Neurosci 28:6607–6615

Swain JE, Lorberbaum JP, Kose S, Strathearn L (2007) Brain basis of early parent-infant interactions: psychology, physiology, and in vivo functional neuroimaging studies. J Child Psychol Psychiatry 48:262–287

Waldherr M, Neumann ID (2007) Centrally released oxytocin mediates mating-induced anxiolysis in male rats. Proc Natl Acad Sci USA 104:16681–16684

Williams JR, Insel TR, Harbaugh CR, Carter CS (1994) Oxytocin administered centrally facilitates formation of a partner preference in female prairie voles (*Microtus ochrogaster*). J Neuroendocrinol 6:247–250

Winslow JT, Hastings N, Carter CS, Harbaugh CR, Insel TR (1993) A role for central vasopressin in pair bonding in monogamous prairie voles. Nature 365:545–548

Zak PJ (2008) The neurobiology of trust. Sci Am 298:88–92. Deutsche Ausgabe: (2009) Die Neurobiologie des Vertrauens. Spektrum der Wissenschaft April 2009:40–47

Zak PJ, Fakhar A (2006) Neuroactive hormones and interpersonal trust: international evidence. Econ Hum Biol 4:412–429

Zak PJ, Kurzban R, Matzner WT (2005) Oxytocin is associated with human trustworthiness. Horm Behav 48:522–527

Zak PJ, Stanton AA, Ahmadi S (2007) Oxytocin increases generosity in humans. PLoS One 2:e1128

Zeki S (2007) The neurobiology of love. FEBS Lett 581:2575–2579

# 8
# Oxytocin und Vertrauen

Wir haben bereits erörtert, wie wichtig es ist, keine Angst vor anderen Menschen zu haben, wenn man eine Beziehung zu ihnen aufbaut. Weniger Angst zu haben, bedeutet auch, dass man anderen vertraut. Vertrauen ist ein bedeutender Aspekt von Beziehungen.

Experimente haben gezeigt, dass Oxytocin das Vertrauen erhöht. Markus Heinrichs und sein Kollege Ernst Fehr führten eine Untersuchung durch, bei der sie Männern über ein Nasenspray Oxytocin verabreichten. Wie sie feststellten, entwickelten diese Männer ein größeres Vertrauen gegenüber anderen Menschen. Die Männer sollten ein Computerspiel spielen, bei dem sie einen bestimmten Geldbetrag investieren mussten, um einen finanziellen Gewinn zu machen. Dabei mussten sie sich auf einen Teamgefährten verlassen. Die mit Oxytocin behandelten Männer vertrauten ihren Teamgefährten mehr als die Männer, denen man ein Placebopräparat, also ein Nasenspray ohne Oxytocin, verabreicht hatte, und investierten mehr Geld. Vertrauen wird also durch Oxytocin beeinflusst, welches in unseren „alten" Hirnarealen wirkt. Damit wird auch deutlich, dass Vertrauen unbewusst entsteht und sich daher nicht unmittelbar willentlich beeinflussen lässt.

## 8.1 Innere Nähe

Die sehr starke Form der Oxytocinfreisetzung, wie sie in der Mutter-Kind-Beziehung oder bei einem Liebespaar erfolgt, erzeugt ein „bedingungsloses" Band. In gewisser Weise verschmelzen die beiden Individuen zu einer Einheit – nicht nur für einen Moment, sondern dauerhaft. Allerdings lässt die Ausschüttung von Oxytocin auch bei jedem anderen Erleben positiver und herzlicher Nähe eine Art Band zwischen den Individuen entstehen. Diese Bindungen sind vielleicht nicht so stark, tragen aber dennoch zu einem Gefühl von Einheit und Sicherheit bei.

Ist zwischen Individuen erst einmal eine Bindung entstanden, so wird Oxytocin nicht mehr nur über körperliche Nähe ausgeschüttet. Die Freisetzung von Oxytocin wird dann beispielsweise auch durch den Anblick der anderen Person oder durch Gedanken an sie ausgelöst. Diese „innere Nähe" aktiviert dann ebenfalls das mit Oxytocin assoziierte Muster von Auswirkungen.

Man kann dies über die klassische Konditionierung (vgl. Abschn. 3.1) erklären. Über eine klassische Konditionierung wurden die durch Oxytocin bewirkten Auswirkungen an den Anblick der Person oder Gedanken an sie gekoppelt. Damit ist diese Person gewissermaßen stets gegenwärtig. Das bedeutet, dass man sich bei dieser Art der „inneren Begegnung" wohlfühlt, freundlich und ruhig wird. Sobald das Band besteht, werden die Oxytocineffekte und somit auch Vertrauen zu einer dauerhaften festen Größe. Eine innere Nähe ist entstanden.

## Vertrauensvoll oder unkritisch?

Der Person, der wir uns fest verbunden fühlen und die wir vielleicht auch lieben, vertrauen wir normalerweise. Dies wird meist als Voraussetzung für das Funktionieren einer Beziehung angesehen. Für das Entstehen von Vertrauen ist Oxytocin von großer Bedeutung. Doch wenn der Oxytocinspiegel sehr hoch ist, kann das auch dazu führen, dass das Paar oder die Gruppenmitglieder einander zu unkritisch gegenüberstehen.

Wir sagen manchmal, dass Liebe blind macht. Tatsächlich konnte man mit modernen Verfahren zeigen, dass Hirnareale, die mit kritischem Denken assoziiert sind, bei einer Mutter, die ein Bild ihres Kindes sieht, „abgeschaltet" werden. Das Gleiche geschieht, wenn eine verliebte Person ein Bild des geliebten Menschen betrachtet.

## Wenn das System des Vertrauens erschüttert wird

Es ist unerlässlich, dass eine Mutter und ihr Kind oder zwei Liebende einander vertrauen. Dieses Vertrauen bewirkt beispielsweise, dass man untereinander ausgetauschte Informationen vorbehaltlos akzeptiert. Liebevolle und positive Bekundungen können Wunder wirken. Doch was geschieht, wenn die geliebte Person etwas sagt, das nicht nett oder vielleicht sogar bösartig oder betrügerisch ist? Leider treffen auch solche Botschaften, ob in Worten oder in Taten, direkt ins Herz und sind ungeheuer schmerzhaft. Ein liebender Mensch kann gerade deshalb von der geliebten

Person so extrem verletzt werden, weil er sich ihr so vorbehaltlos geöffnet hat.

Wenn wir einen geliebten Menschen verlieren, reißt das Oxytocinband, und das tut überaus weh. Der Schmerz kann jenen Schmerzen ähneln, die durch körperliche Wunden verursacht werden. Oft fühlen wir ihn tatsächlich in der vorderen Körpermitte, wo einst die Nabelschnur befestigt war. Zugleich versiegt der Zustrom entspannender positiver Effekte, die uns die Nähe und Gegenwart der geliebten Person geschenkt hatten. Viele Menschen werden krank, wenn sie jemanden verlieren, den sie geliebt und mit dem sie lange Zeit zusammengelebt haben. Das Risiko für bestimmte Krankheiten, etwa Herz-Kreislauf-Erkrankungen, steigt.

In einer solchen Situation benötigen wir Trost und Zuspruch, damit wir den Gefühlen von Verletzung, Trauer, Sorge und Leid Ausdruck geben und schließlich den Verlust verkraften können. Berührung und Nähe von Menschen, die uns halten und trösten, sind auch hier wieder die beste Medizin. Kann es sein, dass das durch die Berührung freigesetzte Oxytocin nicht nur den körperlichen, sondern auch den seelischen Schmerz lindert? Tatsächlich hat man entdeckt, dass beim Erleiden körperlicher und seelischer Schmerzen ein und dasselbe Hirnareal aktiviert ist. Darüber hinaus macht uns der Trauerprozess jedoch auch offen für Neues, und es kommt nicht selten vor, dass man in dieser Zeit eine neue Liebe findet. Wie man sagt, heilt die Liebe alle Wunden. Es ist, als ob die durch das Oxytocin erzeugte Offenheit Veränderung und Versöhnung erleichtert und hierdurch Möglichkeiten zum Weiterleben schafft.

## Bewusster Missbrauch des Vertrauenssystems

Von dem geliebten Menschen betrogen zu werden, ist natürlich ein Trauma, das sehr viel Leid verursacht. Eigentlich geht es aber nicht nur um den Kummer und den Verlust einer Person, sondern auch um etwas, das noch viel tiefer liegt. Unser grundlegendes Sicherheitsgefühl und Urvertrauen in die Welt kann erschüttert werden, weil Oxytocin so eng mit Vertrauen verknüpft ist. Das Urvertrauen wandelt sich zu Misstrauen, Argwohn und Unsicherheit.

Diese Verletzlichkeit aufgrund der engen Bindung an bestimmte Menschen lässt sich zu Kriegszeiten ausnutzen. Weil unsere Gefühle von Vertrauen, Sicherheit, Wohlbefinden, Ruhe und Stressresistenz über das „Oxytocinband" mit uns nahestehenden Menschen verknüpft sind, besitzen die meisten von uns, vom Standpunkt der „Bösen" aus betrachtet, einen Schwachpunkt. Durch das Herbeiführen von Situationen, in denen Gesundheit und Leben von Menschen, die uns lieb und teuer sind, bedroht sind oder in denen das Vertrauen in sie erschüttert wird, sind wir jederzeit zu manipulieren.

## Die Systeme des Vertrauens bilden sich früh im Leben

Wenn die Erinnerung an Vertrauensbruch und andere unangenehme Dinge sehr tief in uns verwurzelt und schon früh im Leben entstanden ist, kann sie ein Hemmnis für alle zukünftigen engen Beziehungen sein. Bei manchen Menschen sind positive Erinnerungen an ihre frühen

Beziehungen sehr nachhaltig im Gedächtnis verankert; bei anderen sind es eher negative Erfahrungen. Die inneren Bilder haben eine große Bedeutung dafür, wie wir auf unser Umfeld reagieren und wie wir uns in ihm zurechtfinden. Eine liebevolle und sichere Kindheit voller Wärme und Fürsorge sorgt gewöhnlich für schöne und anderen Menschen zugewandte innere Bilder. Die betreffende Person wird ruhiger, vertrauensvoller und angstfreier. Eine von Trennungen, Bedrohungen und Gewalt geprägte Kindheit hingegen erzeugt ein eher aggressives und angsterfülltes inneres Bild, das diesen Menschen natürlich in allen Lebensphasen beeinflusst. Solche frühen Erfahrungen sind mit dafür verantwortlich, ob wir Ereignisse positiv oder negativ bewerten, und wirken sich auf unsere Fähigkeit aus, anderen Menschen zu vertrauen.

## 8.2 Vertrauen und Fremde

Wir sind bereits kurz auf das Phänomen eingegangen, dass manche Menschen ganz unabhängig von der Situation die Fähigkeit besitzen, Freundlichkeit, Wärme und ein Gefühl von Sicherheit auszustrahlen. Das könnte damit zusammenhängen, dass diese Personen tatsächlich einen höheren Oxytocinspiegel haben, was sich ihrer Umgebung auf verschiedene Weisen mitteilt.

Einerseits ist vorstellbar, dass oxytocinreiche Menschen Pheromone abgeben, die bei anderen Menschen ebenfalls die Ausschüttung von Oxytocin anregen, so wie es bei manchen Säugetieren der Fall ist. Die Duftsignale könnten dazu beitragen, menschliche Emotionen zu synchronisieren.

Man sagt, dass man Angst riechen kann; vielleicht gilt das Gleiche auch für Ruhe. Andererseits verlassen sich Menschen, wenn sie andere Personen einschätzen, mehr auf das Sehen und Hören. Wir achten auf die Körpersprache und auch auf den Tonfall des Gegenübers. Vor allem aber blicken wir dem anderen ins Gesicht. Wie ist die Mimik? Besondere Aufmerksamkeit schenken wir dem Bereich um die Augen. Hier ist abzulesen, ob jemand freundlich, glücklich, wütend oder ängstlich ist. Rund um die Augen befinden sich zahlreiche kleine Muskeln, die wir nur teilweise bewusst kontrollieren. Der Spannungszustand dieser Muskeln spiegelt unsere Gefühle wider.

Möglicherweise sehen die Oxytocin verbreitenden Personen besonders nett aus – so nett, dass selbst ängstliche und scheue Menschen in ihrer Nähe gelassener werden und in Reaktion darauf selbst mehr Oxytocin freisetzen. Personen mit einer ruhigen und freundlichen Stimme gelingt es ebenfalls sehr gut, Ruhe zu verbreiten und ein Gefühl der Einheit zu erzeugen. Auch dies beeinflusst vielleicht die Ausschüttung von Oxytocin bei anderen.

Durch Messungen des Oxytocinspiegels im Blut ist ein solcher Oxytocinanstieg beim Menschen meist nur schwer nachzuweisen, weil die beschriebenen Auswirkungen im Gehirn erfolgen. Wenn eine freundliche Person jedoch solch eine Wirkung auf andere hat, so lässt sich mit recht hoher Wahrscheinlichkeit annehmen, dass bei den anderen die Freisetzung von Oxytocin aktiviert wurde und dies bestimmte Hirnbereiche beeinflusst hat. Hierdurch wurden Gelassenheit, ein reduzierter Stresspegel, Entspannung, eine verstärkte soziale Kommunikation und Vertrauen hervorgerufen.

Das sind genau dieselben Effekte, die das Verabreichen von Oxytocin erzeugt!

In den meisten Fällen liegen wir mit unserer Einschätzung richtig, wenn wir auf eine freundliche Person treffen und entsprechend reagieren. Es gibt jedoch auch Menschen, die das Oxytocinsystem bei anderen Personen bewusst in Gang setzen, sodass ihre „Opfer" vertrauensvoll, freundlich und großzügig gestimmt sind, ohne dass sie selbst davon berührt werden. Heiratsschwindler, die Frauen mit falschen Eheversprechungen das Geld aus der Tasche ziehen, gehören zu dieser Gruppe von Personen.

## Vertrauen in der Not

Notlagen sind ebenfalls typische Situationen, in denen Vertrauen entstehen kann, sodass man für positive Impulse einer anderen Person empfänglicher wird, selbst wenn man sie nicht besonders gut kennt. In der Not fühlt man sich vielleicht unwohl oder ist in anderer Hinsicht auf Hilfe und Unterstützung angewiesen. Dann ist man eher bereit, die Berührung durch einen Fremden zuzulassen und ihm zu erlauben, die private Grenze zu überschreiten. Normalerweise tun wir das nicht, weil entsprechende Versuche unser Abwehrsystem aktivieren.

Wenn eine Krankenschwester die Hand eines gesunden Menschen hält, kann es sein, dass dies Stress auslöst und Puls und Blutdruck erhöht. Fühlt sich die Person hingegen nicht wohl und braucht Hilfe, verlangsamt sich der Puls und der Blutdruck sinkt. In diesem Fall gewinnt die durch Nähe erzeugte Oxytocinreaktion die Oberhand über den

Abwehrmechanismus, weil man der Person vertrauen muss, die hilft, wenn man krank ist.

## Geburtsbegleiterinnen (Doulas)

Im Folgenden erläutern wir etwas ausführlicher, was eine Doula – eine Geburtsbegleiterin – tut und wie es ihr gelingt, die Wehen bei einer gebärenden Frau zu erleichtern und zu beschleunigen. Seit alters her haben Frauen, die vor der Geburt standen, die Hilfe anderer Frauen in Anspruch genommen. Geburten fanden ursprünglich in der häuslichen Umgebung statt. Erst in neuerer Zeit wurden sie überwiegend ins Krankenhaus verlagert, weil die Anwesenheit von Experten und die dort vorhandene technische Ausstattung mehr Sicherheit versprachen. Seitdem haben sich Geburten zu einem medizinischen Spezialgebiet entwickelt.

Nach wie vor tragen die Hebammen praktisch die Hauptverantwortung, doch Gynäkologen, Anästhesisten und Kinderärzte sind im Krankenhaus stets erreichbar. Während der Wehen kommt es immer häufiger zu Eingriffen verschiedenster Art. Kaiserschnittgeburten sind mittlerweile verbreitet, Gebärmutterkontraktionen lassen sich durch Oxytocin anregen und die Schmerzen dämpft man durch Schmerzmittel oder Periduralanästhesie.

Bei einer Reise durch Guatemala entdeckten die Kinderärzte Marshall Klaus und John Kennell, dass die Geburten dort schneller und leichter erfolgten als in den USA, obwohl moderne medizinische und technische Hilfsmittel fehlten. Sie fragten sich natürlich nach den Gründen und stellten fest, dass während einer Geburt neben der Hebamme stets eine oder mehrere andere Frauen anwesend waren.

Dabei handelte es sich um Verwandte oder enge Freundinnen. War es möglicherweise die Anwesenheit dieser Frauen, die den gesamten Geburtsvorgang erleichterte?

Zurück in den USA führten die Ärzte gemeinsam mit Phyllis Klaus Studien durch, um zu erforschen, ob Geburten leichter und schneller vorangehen, wenn die Mütter eine Begleiterin haben, die sie unterstützt. Als Bezeichnung für diese Frau schlugen sie „Doula" vor, weil sie glaubten, das griechische Wort bedeute „Frauenhelferin". (Wie sich herausstellte, war die Doula in Wahrheit die wichtigste Sklavin oder Dienerin im griechischen Haushalt der Antike, sodass die Wissenschaftler heute wünschen, sie hätten einen anderen Namen gewählt.)

Die Studien zeigten: War bei den Geburten in den USA eine Doula anwesend, ging die Entbindung schneller voran und es kam weniger häufig zu Komplikationen. Es gab weniger Kaiserschnitte, man benötigte seltener Oxytocininfusionen, um die Wehen anzuregen, und man benötigte auch seltener eine Betäubung in Form von Periduralanästhesie oder Schmerzmitteln.

Die Forscher stellten zudem fest, dass die Mütter die Geburten eher als eine positive Erfahrung schilderten und dass sie ihre Babys häufiger für die schönsten auf der Welt hielten. So denken zwar die meisten Eltern, doch die Mütter, die von einer Doula unterstützt wurden, waren von ihren Babys noch begeisterter als die anderen Mütter.

Noch verblüffender war, dass diese Tendenzen sechs Wochen nach der Entbindung immer noch anhielten. Die Frauen strahlten in ihrer Mutterrolle nach wie vor mehr Selbstsicherheit aus und waren weniger depressiv als die Mütter, denen keine Doula zur Seite gestanden hatte. Rein objektiv betrachtet funktionierte die Interaktion zwischen Mutter und Kind besser. Außerdem gaben die Mütter an, dass sie ihren Ehemännern oder Partnern gegenüber positiver eingestellt waren.

Mittlerweile bestätigen Untersuchungen aus mehreren Ländern, dass sich die Anwesenheit einer Doula bei der Entbindung positiv auf die Geburt und die Beziehung der Mutter zu ihrem Kind auswirkt. Natürlich variieren die Ergebnisse abhängig von dem Land, in dem die Studien erfolgten, und den angewendeten Verfahren. Im Wesentlichen zeigen jedoch alle Studien, dass die Gegenwart einer anderen Frau die Geburt leichter macht und sich die Mutter dann besser in ihre Mutterrolle fügt.

Wie ist es möglich, dass eine mehr oder weniger Fremde beeinflussen kann, wie schnell die Geburt voranschreitet, wie leicht sie ist und wie gut die Mutter mit ihrem Kind und ihrem Ehemann zurechtkommt – also ganz verschiedene Phänomene? Nun, der Schlüssel zu diesen Effekten liegt darin, dass die körperliche und seelische Unterstützung durch die Doula das Oxytocinsystem der Mutter zu gesteigerter Aktivität anregt. Eine wichtige Voraussetzung für diesen starken Effekt ist paradoxerweise, dass die entbindende Frau bereits unter dem Einfluss des Oxytocins steht, das während der Wehen ausgeschüttet wird, denn dadurch ist sie vertrauensvoller und bereit, die Hilfe anderer Menschen zu akzeptieren.

In allererster Linie kann die Doula die Frau halten und sie auf rein körperlicher Ebene unterstützen. Durch sanfte Massagen schafft sie zusätzliche Berührungen und Wärme. Sie ist aber auch eine emotionale Stütze, die auf die Bedürfnisse der Mutter eingeht und ihr Mut macht. Sie ist teilnahmsvoll und ihre permanente Nähe erzeugt Ruhe und Vertrauen. Allein durch ihre Nähe und Gegenwart stimuliert sie die Oxytocinfreisetzung bei der Mutter und verstärkt deren Empfänglichkeit für die Wirkungen des Oxytocins.

Da die Mutter offen für die Hilfe ist, entsteht eine „innere Nähe". Die verstärkte Aktivität des Oxytocinsystems führt dazu, dass der Stresspegel der Mutter sinkt. Der Spiegel der Stresshormone und der Blutdruck steigen also nicht mehr als nötig. Weil sich die Mutter entspannen kann, verkürzt sich sowohl die erste Wehenphase, in der sich der Muttermund öffnet, als auch die Austreibungsphase mit den Presswehen.

Durch die Ankurbelung des Oxytocinsystems wird auch das Schmerzempfinden der Mutter herabgesetzt. Erlebt sie die Geburt als positiv, überträgt sich dieses Gefühl auch auf das Kind, den Vater und alle anderen Anwesenden. Viele Doulas berichten davon, welch wichtige Rolle sie im Leben einer jungen Mutter spielen. So werden sie beispielsweise oft noch über viele Jahre zu den Geburtstagsfeiern der Kinder eingeladen.

## Der Doula-Effekt – ein universales Phänomen

Die Doula ist also ein Mitmensch, der durch Unterstützung und Berührung sowie durch seine bloße Gegenwart eine Geburt beschleunigen kann, weil all dies die Wirkung des Oxytocins auf die Gebärmutter erhöht und auch andere Auswirkungen des Oxytocins verstärkt, wie etwa die Verminderung von Stress.

Auch alle anderen Menschen, Männer wie Frauen, Jung und Alt, haben Oxytocin – nicht nur im Blut, sondern auch im Gehirn. Warum also sollte menschliche Unterstützung nicht bei allen Personen, die Hilfe brauchen, die gleichen Oxytocineffekte auslösen? Es ist denkbar, dass ein anderer Mensch, der ruhig und sicher ist, der Wärme ausstrahlt und uns berührt, das Oxytocinsystem beeinflusst, sofern man dafür empfänglich ist. Dies würde Hilfesuchenden Angst nehmen, Schmerz lindern und Entspannung schenken. Nicht allein körperliche Berührung bringt das zustande, sondern auch die Tatsache, dass sich die Betroffenen innerlich öffnen und Hilfe und Unterstützung von außen annehmen. Dabei aktivieren sie ihr eigenes Oxytocinsystem. Die durch innere Nähe bewirkten Effekte verstärken die Effekte der äußeren Nähe.

Welche Menschen können diese wohltuenden Effekte auslösen? Natürlich jeder, der freundlich ist und Zuversicht und Vertrauenswürdigkeit ausstrahlt. Eine wichtige Personengruppe sind Menschen, die anderen helfen, wie Ärzte, Krankenschwestern und -pfleger, Geistliche, Erzieher oder Lehrer.

Natürlich kann man daran arbeiten, sich auf eine andere Person zu verlassen und ihr zu vertrauen. Wenn sich beispielsweise zwischen Psychotherapeut und Patient ein Vertrauensverhältnis entwickelt hat, kann der Patient sich verändern. Möglicherweise ist diese innere Verbindung zum Teil darauf zurückzuführen, dass der Patient seiner Oxytocinausschüttung freien Lauf lässt, sobald er spürt, dass Angst und Misstrauen schwinden und eine innere Nähe entsteht. Dann erhält er Zugang zu seiner eigenen Fähigkeit, ruhig zu werden, Stress zu reduzieren und neue Wege einzuschlagen, was zuvor nicht möglich war.

## Körperliche und seelische Berührung verstärken sich gegenseitig

Wenn die unterstützende und helfende Person den bedürftigen Menschen berührt oder hält, verstärken sich die positiven Effekte. Das liegt daran, dass die Berührung auch das von der Haut ausgehende Oxytocinsystem aktiviert. Sowohl körperlich als auch seelisch gewärmt, gehalten und gestützt zu werden, wirkt doppelt. Ein Arzt, der seine Hand auf den Patienten legt, sich zugleich Zeit zum Zuhören nimmt und freundlich und sicher wirkt, wird viel bessere Erfolge erzielen als ein Arzt, der anonym am Telefon ein Rezept ausstellt oder mit dem Rücken zum Patienten an seinem Computer sitzt. Das hat den ganz einfachen Grund, dass der zugewandte Arzt das Oxytocinsystem des Patienten und somit den körpereigenen Heilungsmechanismus auf zwei verschiedene, zusammenwirkende Weisen aktiviert.

## 8.3 Der Placebo-Effekt

Das aus dem Lateinischen stammende Wort Placebo bedeutet „Ich werde gefallen". Unter einem Placebo-Effekt versteht man einen Behandlungseffekt, der nicht durch die spezifischen Elemente der Behandlung zustande kommt, der also z. B. nicht durch den pharmakologisch aktiven Wirkstoff eines Medikaments verursacht wird.

Nach heute allgemein anerkannter Auffassung ist der Placebo-Effekt im Wesentlichen abhängig von positiven Erwartungen, was den Erfolg der Behandlung betrifft. Es kann auch vorkommen, dass Menschen bezüglich einer

Behandlung negative Erwartungen haben. In diesem Fall spricht man vom Nocebo-Effekt. *Man konnte mehrfach zeigen, dass Placebo- und Nocebo-Effekt tatsächlich physiologisch messbar sind.* Nutzt man den Placebo-Effekt zur Schmerzbekämpfung, indem man wirkungslose Substanzen wie Zuckerpillen oder Salzinjektionen verabreicht, so steigert das die körpereigene Produktion von Endorphinen. Diese dämpfen den Schmerz auf ähnliche Weise, wenn auch nicht genauso stark, wie Morphin.

Der Placebo-Effekt kommt also in erster Linie durch positive Erwartungen zustande. Es gibt jedoch noch einen völlig anderen Aspekt des Placebo-Effekts: Überwiegend unbewusst beurteilt ein Patient die Person, welche ihn behandeln wird. Er schätzt ihre medizinische oder anderweitige Kompetenz ein, aber auch ihre Persönlichkeit und Herangehensweise. *Ist der Behandler freundlich und wirkt beruhigend und kompetent, so wird das Oxytocinsystem des Patienten aktiviert.* Dies vermindert Angst. Der Patient entspannt sich und kann besser zuhören. Weil das Oxytocin Vertrauen erhöht, nimmt der Patient darüber hinaus Ratschläge und Empfehlungen besser an. Dies erhöht die Wahrscheinlichkeit, dass er diese auch befolgt. Zudem werden die Mechanismen stimuliert, die mit Nährstoffaufnahme und Heilung assoziiert sind. Und dann ist noch zu betonen, dass Oxytocin das Schmerzsystem auch direkt beeinflusst, indem es die Aktivität des endogenen Endorphinsystems verstärkt.

Wenn die behandelnde Person also die Eigenschaften einer Doula besitzt und dem Patienten Wärme, Vertrauen und ein Gefühl von Sicherheit vermittelt, setzt sie über das Oxytocinsystem stressreduzierende, schmerzstillende und heilende Effekte in Gang. Möglicherweise machen diese Effekte jene 50 Prozent der Wirkung aus, die man in Studien über schmerzstillende Medikamente dem Placebo-Effekt zugeschrieben hat. Es erklärt, warum man sogar messen kann, dass bei einer Schmerzlinderung durch Placebos Endorphine freigesetzt werden, und bedeutet auch, dass Teile unseres Oxytocinsystems aktiviert werden können, die entspannen und heilen, ohne dass wir etwas darüber wissen und Medikamente nehmen. Vielleicht verstehen sich manche Menschen besonders gut darauf, Vertrauen zu wecken, und stimulieren dadurch unser Ruhe-und-Frieden-System sowie unsere Selbstheilungskräfte besonders stark?

Heutzutage diskutiert man intensiv über die Wirksamkeit alternativer oder komplementärer Therapien. In wissenschaftlichen Untersuchungen erweisen sich viele dieser Therapien als mehr oder weniger wirkungslos – zumindest im Vergleich mit einer Placebo-Behandlung. Dennoch helfen diese Therapien vielen Menschen. Möglicherweise löst die Kombination aus Interesse am Patienten und Berührung, die häufig zu solchen Behandlungen gehört, die Wirkungen aus, weil dadurch die Selbstheilungskräfte angeregt werden. Versteht man unter der Kunst des Heilens nicht genau das?

Es gibt auch Untersuchungen, wonach bestimmte Antidepressiva, beispielsweise die Selektiven Serotonin-Wiederaufnahmehemmer (SSRI), sehr viel besser wirken, falls der Arzt, der die Tabletten verschreibt, den Patienten mehrmals sieht. Der Anteil der Wirkung, der den über das Oxytocinsystem übertragenen Placebo-Effekt ausmacht, wird durch wiederholten Kontakt verstärkt, da das Vertrauen stetig wächst – genau wie häufig verabreichtes Oxytocin deutlich mehr Langzeiteffekte auslöst als eine einzige Gabe. Dadurch wird die Aktivität des Selbstheilungssystems gesteigert.

Die Wirkung, die Doulas oder Placebos haben, beschränkt sich natürlich nicht auf Personen, die sich um unsere Gesundheit kümmern. Eine entsprechende Wirkung kann beispielsweise auch von Lehrern, Erziehern, Geistlichen und anderen Personen ausgehen. Wenn diese Personen Wärme, Ruhe und Sicherheit ausstrahlen, beginnt die Abwehr zu bröckeln. Es kommt nicht nur zur Aktivierung des Selbstheilungssystems, sondern wir werden auch empfänglicher für Information und Veränderungen. Doch sobald uns die jeweilige Person ängstigt, scheitert sie, weil dann unser Verteidigungssystem anspringt. Wir hören nicht zu und uns erreicht nichts.

## Weiterführende Literatur

Bartels A, Zeki S (2004) The neural correlates of maternal and romantic love. Neuroimage 21:1155–1166

Baumgartner T, Heinrichs M, Vonlanthen A, Fischbacher U, Fehr E (2008) Oxytocin shapes the neural circuitry of trust and trust adaptation in humans. Neuron 58:639–650

Campbell D, Lake MF, Falk M, Backstrand JR (2006) A randomized control trial of continuous support in labor by a lay doula. J Obstet Gynecol Neonatal Nurs 35:456–464

Campbell D, Scott KD, Klaus MH, Falk M (2007) Female relatives or friends trained as labor doulas: outcomes at 6 to 8 weeks postpartum. Birth 34:220–227

Kennell JH, Klaus MH (1998) Bonding: recent observations that alter perinatal care. Pediatr Rev 19:4–12

Klaus M (1998) Mother and infant: early emotional ties. Pediatrics 102:1244–1246

Klaus MH, Kennell JH (1997) The doula: an essential ingredient of childbirth rediscovered. Acta Paediatr 86:1034–1036

Kosfeld M, Heinrichs M, Zak PJ, Fischbacher U, Fehr E (2005) Oxytocin increases trust in humans. Nature 435:673–676

McGrath SK, Kennell JH (2008) A randomized controlled trial of continuous labor support for middle-class couples: effect on cesarean delivery rates. Birth 35:92–97

Petrovic P, Kalso E, Petersson KM, Ingvar M (2002) Placebo and opioid analgesia – imaging a shared neuronal network. Science 295:1737–1740

Petrovic P, Dietrich T, Fransson P, Andersson J, Carlsson K, Ingvar M (2005) Placebo in emotional processing – induced expectations of anxiety relief activate a generalized modulatory network. Neuron 46:957–969

Schore AN (2005) Back to basics: attachment, affect regulation, and the developing right brain: linking developmental neuroscience to pediatrics. Pediatric Rev 2:204–217

Scott KD, Klaus PH, Klaus MH (1999) The obstetrical and postpartum benefits of continuous support during childbirth. J Women's Health Gend Based Med 8:1257–1264

Singh S, Ernst E (2008) Trick or treatment? Alternative medicine on trial. W. W. Norton, New York. Deutsche Ausgabe (2009): Gesund ohne Pillen – was kann die Alternativmedizin? Übers. von Klaus Fritz. Hanser, München

Svedman P, Ingvar M, Gordh T (2005) „Anxiebo", placebo, and postoperative pain. BMC Anesthesiol 27:5–9

Uvnäs Moberg K, Arn I, Magnusson D (2005) The psychobiology of emotion: the role of the oxytocinergic system. Int J Behav Med 12:59–65

Zak PJ (2008) The neurobiology of trust. Sci Am 298:88–92. Deutsche Ausgabe: (2009) Die Neurobiologie des Vertrauens. Spektrum der Wissenschaft April 2009:40–47

Zak PJ, Fakhar A (2006) Neuroactive hormones and interpersonal trust: international evidence. Econ Hum Biol 4:412–429

Zak PJ, Kurzban R, Matzner WT (2005) Oxytocin is associated with human trustworthiness. Horm Behav 48:522–527

Zak PJ, Stanton AA, Ahmadi S (2007) Oxytocin increases generosity in humans. PLoS One 2:e1128

Zeki S (2007) The neurobiology of love. FEBS Lett 581:2575–2579

# 9
# Nahrung als Ersatz für Nähe

Als wir Menschen noch als Jäger und Sammler lebten, war es vermutlich nicht immer leicht, Nahrung zu finden. Dagegen war es wahrscheinlich einfacher, das Bedürfnis nach körperlicher Nähe zu befriedigen, weil man mit den anderen Gruppenmitgliedern so eng zusammenlebte. Heute scheinen sich die Dinge ins Gegenteil verkehrt zu haben. Nahrung ist, zumindest in der westlichen Welt, in Hülle und Fülle vorhanden. Man geht einfach in den Laden und kann dort so viel Lebensmittel kaufen, wie man möchte. Nähe ist jedoch für viele knapp geworden.

Der Hunger nach Essbarem ist ein Bedürfnis, das von dem Bedürfnis nach Nähe oder Hautkontakt, dem „Hauthunger", zu trennen ist, was Harlows Experimente mit den Rhesusaffen eindeutig belegt haben (vgl. Abschn. 3.4). Der Hunger nach Essbarem drückt unser Bedürfnis nach Nährstoffen aus und wird durch Lebensmittel gestillt. Hauthunger drückt unser Bedürfnis nach Nähe aus und wird durch engen Kontakt befriedigt. Nahrung macht uns satt. Nähe macht uns ruhig und sicher. Doch wir können uns auch beruhigen und unser Wohlbefinden steigern, indem wir essen, und darum kann Nahrungsaufnahme in gewissem Maße ein Ersatz für Nähe sein. Gibt es vielleicht einen Zusammenhang zwischen einem Mangel an Nähe und dem Wunsch, oder gar der Gier, nach Essbarem?

## 9.1 Ein voller Bauch schafft Ruhe und Frieden

Nahrung macht nicht nur satt, sondern vermittelt auch ein Gefühl des Wohlbehagens, der Ruhe und Sicherheit. Darum kompensieren manche Menschen einen Mangel an Nähe durch übermäßiges Essen. Harlows Forschungsergebnisse zu den Rhesusaffen haben jedoch gezeigt, dass die durch Ernährung erlangte Befriedigung den Affenbabys nicht ausreichte. Sie brauchten auch Nähe, um sich zu normalen Individuen zu entwickeln. Demnach kann es nur eine sekundäre oder Behelfslösung sein, sich durch Essen (oder Trinken) Ruhe und Wohlbefinden zu verschaffen – eine Lösung, auf die man unter Umständen zurückgreift, wenn Nähe nicht verfügbar ist.

Wir wissen sehr genau, wie unser Verdauungssystem arbeitet und wie das Nahrungsbedürfnis reguliert wird. Wenn wir essen, befördern wir Nahrung in unseren Magen, von wo sie dann hinunter in den Dünndarm gelangt. Dort wird sie in kleine Bestandteile aufgespalten, die vom Darm absorbiert und in den Körper geleitet werden. Die Konzentration an Nährstoffen im Blutkreislauf, insbesondere von Zucker, beeinflusst diejenigen Areale im Hypothalamus, die für Hunger und Sättigung zuständig sind.

Viele Informationen über den Ernährungszustand werden jedoch durch Nerven weitergeleitet – genau wie Informationen über den Status der Haut. Das Vorhandensein von Nährstoffen im Dünndarm, insbesondere von Fett und Proteinen, bewirkt, dass Hormone wie Cholecystokinin und Sekretin von der Darmwand freigesetzt werden. Diese *aktivieren den Vagusnerv*, der den Magen-Darm-Trakt mit dem Gehirn verbindet. Auf diese Weise werden Sättigungsimpulse aus dem Magen-Darm-Trakt zum Gehirn geleitet (Abb. 9.1).

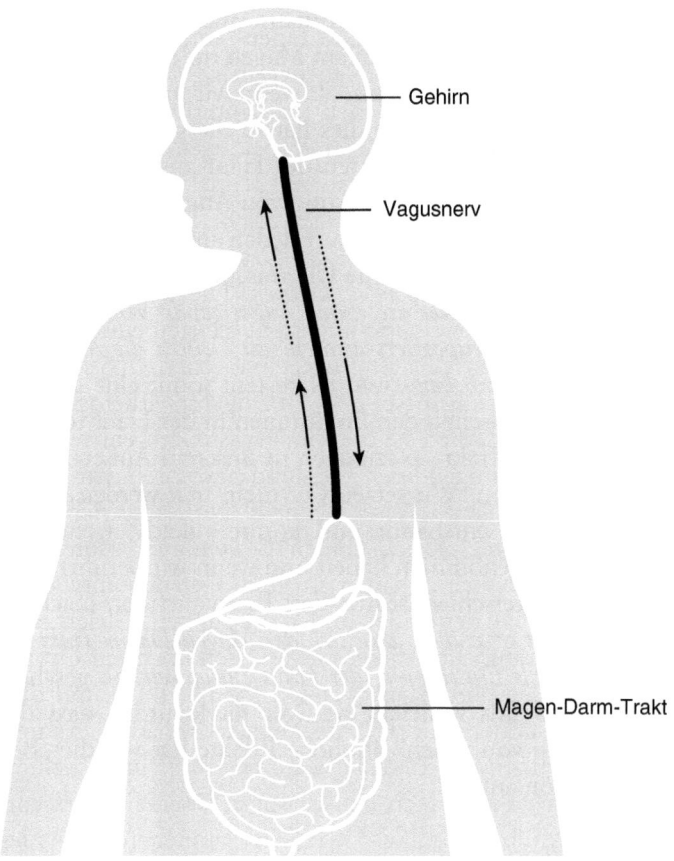

**Abb. 9.1** Der Vagusnerv verbindet das Gehirn mit dem Magen-Darm-Trakt über absteigende und aufsteigende Nervenbahnen. (© Airi Iliste)

Wird der Vagusnerv in Reaktion auf eine Mahlzeit aktiviert, erzeugt dies ein Gefühl der Sättigung, setzt aber auch andere Veränderungen in Gang. Nach dem Essen werden wir ruhig, entspannt oder sogar schläfrig, vor allem, wenn wir größere Mengen Proteine und Fette zu uns genommen haben. Wir können aber auch ein allgemeines Gefühl von Wohlbehagen empfinden und sozialer und freundlicher gestimmt werden. Darüber hinaus sind Schmerzen nun leichter zu ertragen. Mit vollem Magen tut die Behandlung beim Zahnarzt weniger weh, als wenn wir hungrig sind.

Beachtenswert ist, dass dies genau die gleichen Effekte sind, die sich durch Berühren der Haut auslösen lassen – nämlich Behagen, Verminderung von Angst, verstärkte soziale Interaktion sowie Ruhe, Frieden und Entspannung. Daher ist es wohl kaum eine Überraschung, *dass die gastrointestinalen Hormone, die durch aufsteigende Verbindungen im Vagusnerv transportiert werden, im Gehirn die Ausschüttung von Oxytocin bewirken*. Es besteht somit eine gewisse Ähnlichkeit zwischen den Funktionen in der Haut und im Magen-Darm-Trakt – sozusagen in unserem Äußeren und unserem Inneren. Wir setzen Oxytocin frei, werden ruhig, vertrauensvoll, entspannt und kommunikativ, wenn wir Nahrung aufgenommen haben und wenn wir berührt werden. Der Unterschied ist nur, dass Essen auch satt macht.

*Interessant ist zudem, dass sich der Magen-Darm-Trakt im Mutterleib als Einstülpung der Haut entwickelt.* So gesehen erscheint es uns vielleicht weniger merkwürdig, dass die „Berührung von innen" ähnliche Effekte hat wie die „Berührung von außen".

Insgesamt bedeutet das, dass der Hunger nach Nähe und der Hunger nach Essbarem teilweise gegenseitig austauschbar sind. Wem es verwehrt ist, den Hunger nach Nähe und Berührung zu stillen – weil er vielleicht keine Familie oder andere nahestehende Personen hat *oder es unangenehm findet, berührt zu werden* –, der kann sich stets für die innere Berührung entscheiden und etwas essen, um sich wohlzufühlen und ruhig zu werden. So können belegte Brote und andere Nahrungsmittel die beruhigende Berührung und Nähe von außen ersetzen. Allerdings kann es durchaus passieren, dass man mehr isst, als der Körper benötigt, was möglicherweise zu Essstörungen und Übergewicht führt. Dies ist also keine gute Lösung.

## Wärme ist wichtig

Den meisten Menschen ist vermutlich schon aufgefallen, dass auch die Temperatur des Essens eine Rolle spielt. Eine heiße Suppe im Winter macht nicht nur satt, sondern wärmt von innen und gibt uns ein wohliges Gefühl. Dagegen hätte ein kaltes Getränk den umgekehrten Effekt. Trinken kleine Kinder abends warme Milch, werden sie bald ruhig und schlafen leichter ein. Falls die Milch kalt ist, entspannen sie sich nicht so schnell.

Auch die Haut mag Wärme. Ein schönes warmes Bad entspannt, und viele Leute genießen es, ein „Sonnenbad" zu nehmen. Die warme Sonne zu spüren, macht sie glücklicher, zufriedener und kommunikativer. Davon zeugen nicht zuletzt die Gesichter der Menschen, die im Frühling bei den ersten Sonnenstrahlen in den Städten irgendwo im Freien sitzen! Das erinnert ein wenig an das neugeborene

Baby, das nach der Geburt bei seiner Mutter liegt und sich als Reaktion auf ihre Wärme immer mehr entspannt.

## 9.2 Ein voller Bauch schafft Vertrauen

Wenn wir mit anderen Menschen zusammen essen, neigen wir dazu, sie als vertraut und harmlos zu empfinden. Wir glauben, dass sie freundlich sind und wir ihnen vertrauen können. Dieses gesteigerte Vertrauen signalisiert, dass Oxytocin freigesetzt wurde, denn auch Oxytocin erzeugt Vertrauen.

Stellen Sie sich einen Geschäftsmann vor, der vor der Unterzeichnung eines Vertrags steht. Er lädt den Kunden zu einem netten Essen ein, vielleicht mit einem Glas Wein oder zwei. Er weiß aus Erfahrung, dass der Deal sehr viel eher zustande kommt, wenn sie gemeinsam essen. Jeder fühlt sich wohl und entspannt und beide Parteien fassen noch mehr Vertrauen zueinander, was die Chance auf eine Unterzeichnung des Vertrags oder eine andere Übereinkunft verbessert. Diese Wirkung lässt sich rein physiologisch erklären: Die im Magen-Darm-Trakt befindliche Nahrung aktiviert über die Freisetzung des Hormons Cholecystokinin (CCK) den Vagusnerv, der seinerseits die Ausschüttung von Oxytocin im Gehirn stimuliert. Dies lässt Vertrauen entstehen, macht ruhig und entspannt und wirkt sich positiv auf das Sozialverhalten aus (Abb. 9.2).

Durch Nahrung lassen sich sogar noch tiefere Bindungen und Beziehungen verstärken. So sagt man beispielsweise, dass Liebe durch den Magen geht. Muttis Hackbällchen enthalten mehr als Fleisch! In den Vereinigten Staaten gibt

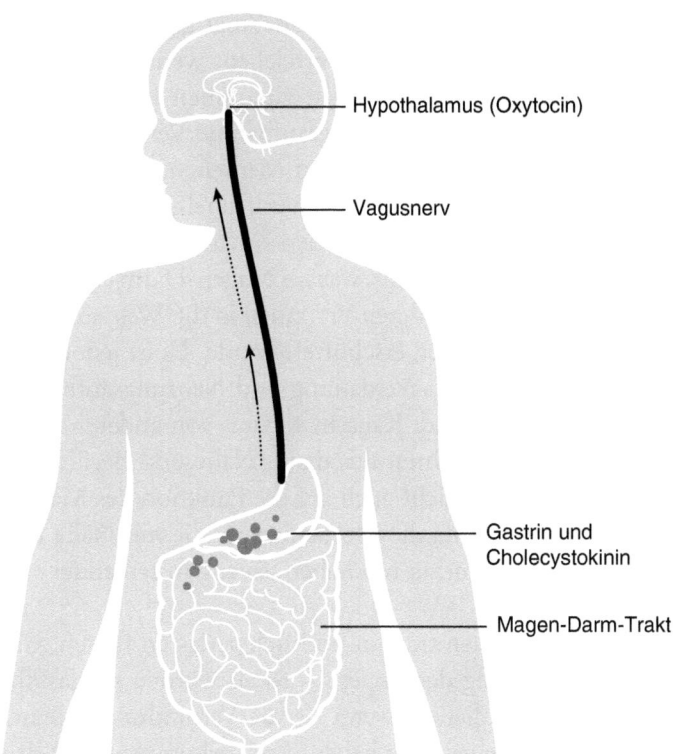

**Abb. 9.2** Wenn Magen und Dünndarm Nährstoffe (insbesondere Fette und Proteine) enthalten, wird das Hormon Cholecystokinin in den oberen Dünndarm ausgeschüttet. Das aktiviert die aufsteigenden Bahnen des Vagusnervs (*Pfeile*), die die Freisetzung von Oxytocin stimulieren. (© Airi Iliste)

es spezielle Kampagnen, mit denen man versucht, mithilfe von Nahrung Zugang zu jungen Leuten zu finden, die dem Gemeinwesen misstrauen. Häufig haben diese Jugendlichen eine schlimme Kindheit hinter sich. Sie vertrauen ihren Mitmenschen nicht und interessieren sich daher nicht für das, was sie sagen. Manchmal gelingt es Therapeuten, die jungen Leute zu erreichen, wenn sie in einer sicheren Umgebung mit ihnen zusammen eine Mahlzeit einnehmen. Weil die Nahrungsaufnahme Vertrauen schaffen kann, öffnen sich die jungen Menschen eher und sind bereit, auch neue Informationen aufzunehmen, die ihnen möglicherweise helfen, ihre Lebenssituation zu verbessern.

Wir wissen nicht genau, was im Magen-Darm-Trakt von Menschen geschieht, deren Vertrauen in die Welt aufgrund negativer Erfahrungen erschüttert wurde. Es ist jedoch davon auszugehen, dass Verdauung und Nahrungsaufnahme bei ihnen gestört sind. Kapseln wir uns von anderen Menschen ab und verwehren uns damit Nähe und Berührung, wirkt sich das vielleicht auch auf die Funktion des Magen-Darm-Trakts aus, da die Mechanismen, die mit Nähe und Nahrungsaufnahme zu tun haben, so eng miteinander verknüpft sind.

Wenn Menschen trauern und sich verlassen fühlen, vergeht ihnen häufig der Appetit – so als würden sie das Tor zum Magen schließen, wenn sie die Verbindung zu einer geliebten Person verloren haben. Andere kompensieren den Verlust durch übermäßiges Essen und Trinken.

## 9.3 Ein voller Bauch macht großzügiger

Wer nicht genug zu essen hat, hat nichts zu geben. Ein Mensch, der hungert, wird egoistischer. Wenn es ums Leben und Überleben geht, vergeht die Sorge um andere Menschen. Hungernde nehmen sich jede Nahrung, die sie in die Finger bekommen können, auch wenn es ihren Mitmenschen schadet. Besonders drastisch zeigte sich das in den Konzentrationslagern des Zweiten Weltkriegs. Hunger untergräbt moralische Empfindungen, oder wie Bertolt Brecht es ausgedrückt hat: „Erst kommt das Fressen, dann kommt die Moral."

Im Umkehrschluss heißt das: Sind wir satt, so sind wir auch großzügiger. Darauf spielte Shakespeare an, als er Julius Cäsar den Wunsch in den Mund legte, er wolle wohlbeleibte Männer um sich haben. Er hätte auch sagen können, er wünsche sich Männer, die gut essen.

Es gibt ein interessantes Tiermodell, das zeigt, wie wichtig der Magen-Darm-Trakt für unsere Großzügigkeit ist. Bei diesen Experimenten durchtrennten die Forscher bei einer Gruppe weiblicher Ratten, die Junge säugten, den Vagusnerv. Dessen ungeachtet tranken die Jungen zunächst weiter bei der Mutter und die Rattenweibchen fraßen weiterhin normal. Nach einigen Tagen jedoch hörten die Muttertiere plötzlich auf, Milch zu produzieren, und kümmerten sich weniger um ihre Jungen. Man entdeckte, dass das Saugen der Jungen keine Oxytocinfreisetzung mehr auslöste; daher produzierten die Mütter keine Milch mehr und stellten die Fürsorge für die Jungen ein. Stattdessen wurden die Mütter fetter!

Wie lassen sich diese Vorgänge erklären? Nun, normalerweise wird die Information, dass sich Nahrung im Magen-Darm-Trakt befindet, über den Vagusnerv ans Gehirn übermittelt. Als dieses Signal wegen des gekappten Vagusnervs das Gehirn der Ratten nicht erreichte, „dachte" das Gehirn, es habe keine Nahrungsaufnahme stattgefunden, und setzte demzufolge kein Oxytocin frei. Die Rattenmütter hörten auf, ihre Jungen zu säugen. Stattdessen behielten sie die Kalorien für sich und speicherten sie in ihrem Körper. So wandelte sich altruistisches Verhalten zu egoistischem Verhalten.

*Mütterliches Verhalten und Milchfluss bei Rattenweibchen, die ihre Jungen säugen, lassen sich durch Verabreichen des Sättigungshormons CCK herbeiführen* – ein weiterer Beleg für die starke Verbindung zwischen dem Gefühl, satt zu sein, und Großzügigkeit auf Ernährungs- wie auch Verhaltensebene. In diesem Sinne ist CCK die Mutter des Mutterhormons Oxytocin.

Dass Oxytocin mit Großzügigkeit assoziiert ist, zeigt sich auch bei stillenden Frauen. Je mehr Oxytocin bei einer Stillmahlzeit ausgeschüttet wird, desto mehr Milch produziert die Mutter für ihr Kind und desto intensiver wird ihre soziale Interaktion.

## 9.4 Berührung verbessert die Magen-Darm-Funktion

Viele kennen wahrscheinlich die Geschichten von Kindern, die in einem Waisenhaus aufwuchsen und starben, obwohl sie genug zu essen hatten und gesundheitlich versorgt wurden. Die einzige Ausnahme war das Kind, das neben der Tür des Schlafsaals schlief und jede Nacht vom Nachtpersonal hochgenommen und versorgt wurde. Dies verdeutlicht, dass Ernährung und Hygiene nicht genügen. Berührung und Nähe sind für uns überlebenswichtig. Dass die Kinder aus dem Waisenhaus nicht überlebten, lag unter anderem daran, dass sie die erhaltene Nahrung nicht für ihr Wachstum verwerten konnten. Ohne Berührung werden die Hormone im Magen-Darm-Trakt, die für Verdauung und Nährstoffresorption zuständig sind, nicht in ausreichender Menge ausgeschüttet. Berührung verstärkt die Aktivität in einigen efferenten, also vom Gehirn wegführenden, Zweigen des Vagusnervs, was dazu beiträgt, dass die Nahrung im Magen-Darm-Trakt verdauungsfördernde Hormone freisetzt. Dies wiederum optimiert die Verdauungsleistung und die Nutzung der aufgenommenen Nährstoffe für das Wachstum.

Hat ein Neugeborenes Hautkontakt mit der Mutter, *sinkt zunächst* der Spiegel bestimmter gastrointestinaler Hormone wie Gastrin und Cholecystokinin. Diese Hormone sind wichtig für die Verdauung, die Aufnahme von Nährstoffen und das Wachstum. Erreicht jedoch Nahrung den Verdauungstrakt, steigt der Spiegel der Hormone bei diesen Säuglingen stärker an als bei Säuglingen, die keinen Hautkontakt haben. *Das belegt, dass die Verdauung effektiver ist, wenn gleichzeitig Haut-zu-Haut-Kontakt erfolgt.* Sowohl das Absinken des Hormonspiegels vor dem Stillen als auch der verstärkte Anstieg danach resultieren daraus, dass der Hautkontakt über die Berührungsnerven die Aktivität des Vagusnervs intensiviert. Beide Effekte werden durch die Freisetzung von Oxytocin im Gehirn begünstigt.

Bei Babys lässt sich die Aktivität im Vagusnerv auch dadurch verstärken, dass sie genügend Gelegenheit zum Saugen haben – entweder durch Stillen oder bei Ernährung mit dem Fläschchen durch Nuckeln am Sauger. Das Saugen aktiviert zusätzliche Nervenbahnen im efferenten Vagusnerv, was die Ausschüttung gastrointestinaler Hormone steigert. An der verstärkten Aktivität des Vagusnervs im Zusammenhang mit Berührung und Saugen und dem anschließenden Stimulieren der Freisetzung von Verdauungshormonen sind die oxytocinergen Nervenverbindungen im Gehirn beteiligt.

Auch bei stillenden Müttern werden in Reaktion auf das Saugen gastrointestinale Hormone ausgeschüttet. Das unterstützt ihre Verdauung und die Fähigkeit, Nährstoffe zur Milchproduktion zu speichern und zu nutzen.

## 9.5 Der Verdauungstrakt und die Liebe

Gastrin ist ein Hormon, das im Magen produziert wird und die Sekretion von Magensaft anregt. Misst man bei Müttern wenige Tage nach der Entbindung den Gastrinspiegel, zeigt sich, dass dieser bei Frauen, die unmittelbar nach der Geburt viel Hautkontakt mit ihrem Baby hatten, niedriger ist als bei Müttern mit weniger Hautkontakt. Offenbar hat sich die durch den Hautkontakt bewirkte Absenkung des Gastrinspiegels so lange gehalten.

Der Gastrinspiegel der Mutter zeigt zudem die Intensität des Bondings (vgl. Abschn. 3.3) zwischen Mutter und Kind an. Je niedriger er ist, desto enger fühlt sie sich ihrem Baby verbunden. Da das Band zwischen Mutter und Kind durch Oxytocin geknüpft wird und mit dem Oxytocinspiegel der Mutter nachweislich die Intensität der Bindung zum Kind sowie Ruhe und positive Gefühle in Zusammenhang stehen, steht der Gastrinspiegel höchstwahrscheinlich unter dem Einfluss der Oxytocinfreisetzung im Gehirn. Hierfür sprechen auch Studien, in denen bei Ratten nach der Verabreichung von Oxytocin der Gastrinspiegel sank (Abb. 9.3).

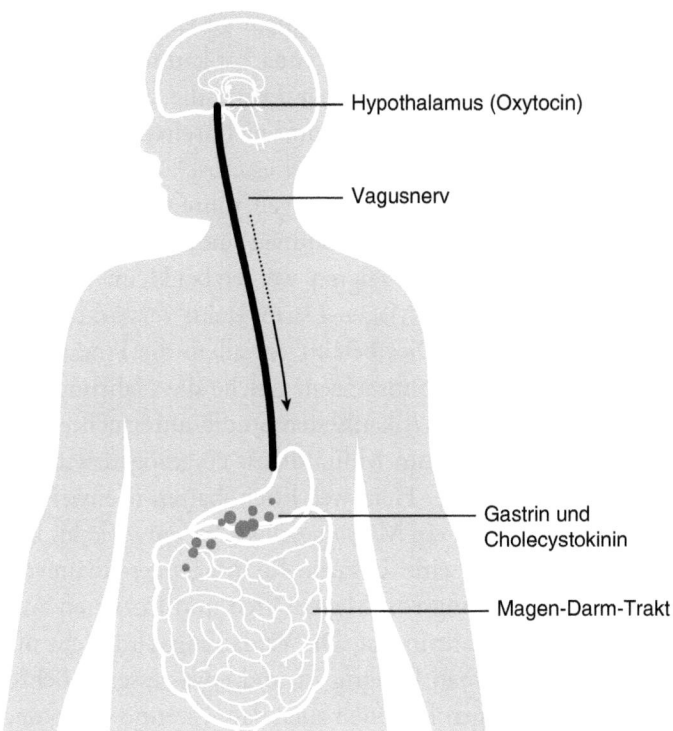

**Abb. 9.3** Über die Effekte im Hirnstamm, wo die Funktion des Vagusnervs über seine absteigenden Fasern gesteuert wird, beeinflussen vom Hypothalamus ausgehende oxytocinerge Nervenzellen einige Aspekte der gastrointestinalen Funktion wie die Ausschüttung der Hormone Gastrin und Cholecystokinin im Magen-Darm-Trakt. (© Airi Iliste)

## Heimweh kann sich in Hunger äußern

Heimweh, das im Grunde nichts anderes ist als die Sehnsucht nach Nähe zu den Menschen, denen man sich eng verbunden fühlt, und der vertrauten heimatlichen Umgebung, äußert sich häufig in einem gesteigerten Hunger nach Essbarem, nachdem man zunächst kaum Appetit hatte. Das haben schon viele junge Leute, die von zu Hause ausgezogen sind, erlebt. Es kommt nicht selten vor, dass sie in einer solchen Situation zu viel essen. Das kann zu Gewichtsproblemen und Essstörungen führen, die mitunter schwierig in den Griff zu bekommen sind.

Wie Untersuchungen zeigten, werden bei Heimweh auch dann Funktionen des Magen-Darm-Trakts verstärkt, wenn der Magen leer ist. Dies betrifft vor allem die Produktion von Magensaft und Substanzen, welche die Nahrung aufspalten. Bei einer amerikanischen Studie untersuchte man junge Männer, die zum Militärdienst eingezogen wurden. Diejenigen, die unter Heimweh litten, hatten nachweislich ein höheres Risiko, ein Magengeschwür zu entwickeln. Das leuchtet ein, weil eine Ursache für Magengeschwüre die übermäßige Bildung von Magensäften und Enzymen zum Aufspalten der Nahrung ist. Die Verdauung wird nicht nur angeregt, wenn man hungrig ist und etwas essen möchte, sondern bei einigen Personen auch dann, wenn sie von den Menschen, denen sie nahestehen und die ihnen eine Stütze sind, getrennt werden.

Vermutlich steigt bei Heimweh der Gastrinspiegel an, was wiederum die Produktion von Magensäften und einer erhöhten Menge der Enzyme ankurbelt, die zum Aufspalten der Nahrung notwendig sind. Infolgedessen wird die Magenschleimhaut gereizt. Das kann man als eine Art Gier oder Hunger erleben, der sich nur durch Essen stillen lässt. Möglicherweise begünstigt Magensaft im leeren Magen die Vermehrung von *Helicobacter pylori*, des Bakteriums, das an der Bildung von Magengeschwüren beteiligt ist. Da das Hormon Gastrin die Sekretion von Magensäure stimuliert, ist es ungünstig, einen hohen Gastrinspiegel zu haben, wenn der Magen leer ist. Von dieser Warte aus betrachtet, ist es noch interessanter, dass Berührung und Nähe den Gastrinspiegel senken.

Zu Hause haben wir Zugang zur Nähe und Berührung der Menschen, die wir lieben. Das hat ein Absinken des Gastrinspiegels und somit die Drosselung der Magensaftproduktion zur Folge, was den Verdauungstrakt schützt. Dass Berührung in diesem Zusammenhang relevant ist, belegen auch Studien, wonach eine Massage und Berührungen bei Tieren wie auch bei Menschen ein ähnliches Absinken des Gastrinspiegels bewirken. Andere Untersuchungen zeigen, dass Personen mit einem niedrigen Gastrinspiegel weniger ängstlich sind und eine hohe soziale Kompetenz aufweisen.

Auch das Gegenteil trifft zu, denn ein hoher Gastrinspiegel konnte mit Besorgnis und Ängstlichkeit in Verbindung gebracht werden. Verabreicht man Menschen Pentagastrin, eine von Gastrin abgeleitete synthetisch hergestellte Substanz, die ins Gehirn gelangt, kann dies Panikattacken und Angstzustände auslösen. Außerdem hat man festgestellt, dass Personen mit einem hohen Gastrinspiegel eher besorgt sind und ein erhöhtes Herzinfarktrisiko haben.

Insgesamt verdeutlichen all diese Untersuchungen, dass zwischen den Mahlzeiten ein niedriger Gastrinspiegel von Vorteil ist und dass er durch Berührung und Nähe niedrig gehalten werden kann. Der Oxytocinspiegel im Gehirn sowie Bonding und Vertrauen stehen mit einem niedrigen Gastrinspiegel in Zusammenhang, und wie wir wissen, setzen Berührung und Nähe Oxytocin frei.

Diese Erkenntnisse unterstreichen erneut die starke Verbindung zwischen dem Oxytocinspiegel im Gehirn, dem

Hormonspiegel im Magen-Darm-Trakt und dessen reibungsloser Funktion. Anders gesagt: Die Funktionen des Magen-Darm-Trakts lassen sich durch enge Beziehungen verbessern. Vielleicht kann der Spiegel der gastrointestinalen Hormone sogar ein Maßstab für Nähe und Glück sein? Liebe und gute Beziehungen spiegeln sich in den Hormonen des Magen-Darm-Trakts und seinen Funktionen wider!

## Weiterführende Literatur

Björkstrand E, Ahlénius S, Smedh U, Uvnäs Moberg K (1996) The oxytocin receptor antagonist 1-deamino-2-D-Tyr-(OEt)-4-Thr-8-Orn-oxytocin inhibits effects of the 5-HT1A receptor agonist 8-OH-DPAT on plasma levels of insulin, cholecystokinin and somatostatin. Regul Pept 63:47–52

Eriksson M, Björkstrand E, Smedh U, Alster P, Matthiesen A-S, Uvnäs Moberg K (1994) Role of vagal nerve activity during suckling. Effects on plasma levels of oxytocin, prolactin, VIP, somatostatin, insulin, glucagon, glucose and of milk secretion in lactating rats. Acta Physiol Scand 151:453–459

Feldman R, Weller A, Zagoory-Sharon O, Levine A (2007) Evidence for a neuroendocrinological foundation of human affiliation: plasma oxytocin levels across pregnancy and the postpartum period predict mother–infant bonding. Psychol Sci 18:965–970

Harlow HF (1958) The nature of love. Am Psychol 13:673–685

Harlow HF, Zimmermann RR (1958) The development of affectional responses in infant monkeys. Proc Am Philos Soc 102:501–509

Holst S, Lund I, Petersson M, Uvnäs Moberg K (2005) Massage-like stroking influences plasma levels of gastrointestinal hormones, including insulin, and increases weight gain in male rats. Auton Neurosci 120:73–79

Montagu A (1986) Touching: the human significance of the skin. 3. Aufl. Harper and Row, New York. Deutsche Ausgabe: (2004) Körperkontakt – die Bedeutung der Haut für die Entwicklung des Menschen. Übers. von Eva Zahn. 11. Aufl. Klett-Cotta, Stuttgart

Nissen E, Gustavsson P, Widström AM, Uvnäs Moberg K (1998) Oxytocin, prolactin, milk production and their relationship with personality traits in women after vaginal delivery or Cesarean section. J Psychosom Obstet Gynecol 19:49–58

Nowak R, Murphy TM, Lindsay DR, Alster P, Andersson R, Uvnäs Moberg K (1997) Development of a preferential relationship with the mother by the newborn lamb: importance of the sucking activity. Physiol Behav 62:681–688

Nowak R, Goursaud AP, Lévy F, Orgeur P, Schaal B, Belzung C, Picard M, Meunier-Salaün MC, Alster P, Uvnäs Moberg K (1997) Cholecystokinin receptors mediate the development of a preference for the mother by newly born lambs. Behav Neurosci 111:1375–1382

Petersson M, Hulting A, Andersson R, Uvnäs Moberg K (1999) Long-term changes in gastrin, cholecystokinin and insulin in response to oxytocin treatment. Neuroendocrinology 69:202–208

Törnhage CJ, Serenius F, Uvnäs Moberg K, Lindberg T (1998) Plasma somatostatin and cholecystokinin levels in preterm infants during kangaroo care with and without nasogastric tube-feeding. J Pediatr Endocrinol Metab 11:645–651

Uvnäs Moberg K (1989) The gastrointestinal tract in growth and reproduction. Scientific American 261:78–83. Deutsche Ausgabe (1989): Der Mutter-Kind-Stoffwechsel in Schwangerschaft und Stillzeit. Spektrum Wiss 9:130–136

Uvnäs Moberg K (1994) Role of efferent and afferent vagal nerve activity during reproduction: integrating function of oxytocin on metabolism and behaviour. Psychoneuroendocrinology 19:687–695

Uvnäs Moberg K (2004) Massage and wellbeing, and integrative role for oxytocin? In: Field T (Hrsg) Touch in labour and infancy. J & J Publishing, Columbia

Uvnäs Moberg K, Winberg J (1989) Role for sensory stimulation in energy economy of the mother and infant with particular regard to the gastrointestinal endocrine system. In: Lebenthal E (Hrsg) Textbook of gastroenterology and nutrition in infancy. Raven Press, New York, S 53–62

Uvnäs Moberg K, Widström AM, Marchini G, Winberg J (1987) Release of GI hormones in mother and infant by sensory stimulation. Acta Paediatr Scand 76:851–860

Widström AM, Marchini G, Matthiesen AS, Werner S, Winberg J, Uvnäs Moberg K (1988) Nonnutritive sucking in tube-fed preterm infants: effects on gastric motility and gastric contents of somatostatin. J Pediatr Gastroenterol Nutr 7:517–523

Widström AM, Matthiesen AS, Winberg J, Uvnäs Moberg K (1989) Maternal somatostatin levels and their correlation with infant birth weight. Early Hum Dev 20:165–174

Widström AM, Wahlberg V, Matthiesen AS, Eneroth P, Uvnäs Moberg K, Werner S, Winberg J (1990) Short-term effects of early suckling and touch of the nipple on maternal behaviour. Early Hum Dev 21:153–163

# 10
## Nähe schenkt uns Gesundheit und ein längeres Leben

Berührung und Nähe zwischen einem Kind und seinen Eltern fördern Wachstum und Entwicklung – so wie es beispielsweise bei Frühgeborenen durch viele Studien gezeigt wurde. Kinder, die auf Nähe und Berührungen verzichten müssen, gedeihen hingegen oft sehr schlecht.

Manche Säugetierarten bleiben ihr Leben lang in eheähnlichen Gemeinschaften zusammen. Dazu gehören einige Arten von Wühlmäusen, Affen und Spitzhörnchen (*Tupaia*). Mit der Paarung entsteht eine dauerhafte Bindung zwischen ihnen. Stirbt ein Partner, so stirbt auch bald der andere. Für diese monogam lebenden Tiere sind die Verbundenheit und das Zusammensein überlebenswichtig. Das gleiche Phänomen ist manchmal auch bei Menschen zu beobachten, wenn zwei Personen, die sich sehr nahestanden, kurz hintereinander sterben. Es ist, als habe ihre Zusammengehörigkeit das Lebenslicht am Brennen gehalten.

Wie verschiedene Studien gezeigt haben, wirken sich stabile und gute Beziehungen auch auf die Gesundheit Erwachsener positiv aus. Das Risiko, bestimmte Krankheiten zu entwickeln, etwa Depressionen, Angststörungen oder kardiovaskuläre Erkrankungen, ist bei Menschen mit einem Lebenspartner niedriger. Wer in einer glücklichen

Beziehung lebt und ein erfülltes Sexualleben hat, sieht sogar jünger aus als gleichaltrige andere Männer und Frauen. Diese Zusammenhänge scheinen für Männer mehr zu gelten als für Frauen. Demnach könnte Alleinleben für einen Mann ein gewisses Risiko bedeuten. Viele Männer spüren das offenbar und gehen nach einer Trennung bald eine neue Beziehung ein. Dagegen kommen Frauen anscheinend besser als Männer ohne einen festen Partner zurecht. Das liegt vielleicht daran, dass Frauen häufig viele verschiedene enge Beziehungen pflegen – etwa zu ihren Eltern, Kindern und Freunden.

Natürlich ist es auch für die Gesundheit von Frauen vorteilhaft, in einer Paarbeziehung zu leben. Das gilt jedoch erwiesenermaßen nur dann, wenn die Beziehung gut ist. Die schwedische Forscherin Kristina Orth-Gomér hat nachgewiesen, dass bei Frauen, die sich in ihrer Beziehung unsicher und ängstlich fühlen, das Risiko einer kardiovaskulären Erkrankung sogar erhöht ist. *Das bedeutet, dass eine Beziehung als solche nicht ausreicht – es kommt auch auf ihre Qualität an.*

## 10.1 Wie können gute Beziehungen die Gesundheit verbessern?

Dass Beziehung und Nähe die Gesundheit verbessern und vor Krankheit schützen, hängt mit dem Oxytocin zusammen. Die unmittelbare Nähe zu Menschen, die wir mögen und bei denen wir uns sicher fühlen, sorgt für die permanente Ausschüttung von Oxytocin und löst die damit verbundenen Reaktionen aus. Es gibt zudem Studien, wonach Menschen, die in guten Beziehungen leben, einen niedrigeren Blutdruck haben und der Blutdruck mit dem Oxytocinspiegel in Zusammenhang steht – je höher der Oxytocinspiegel ist, desto niedriger ist der Blutdruck. Dies liegt daran, dass Oxytocin die Aktivität des sympathischen Nervensystems dämpft.

Die Konzentration des Stresshormons Cortisol nimmt ebenfalls ab, weil Oxytocin die Aktivität der Hypothalamus-Hypophysen-Nebennierenrinden-Achse (vgl. Abschn. 5.4) hemmt. Zugleich werden Verdauung, Nährstoffspeicherung und die Systeme, die an Heilung und Wachstum beteiligt sind, positiv beeinflusst, weil die Aktivität im parasympathischen Nervensystem ansteigt. Die mit Hautkontakt und guter Beziehung verbundenen Prozesse betreffen sowohl das Gehirn als auch den Körper, und alle Effekte wirken sich offensichtlich günstig auf die Gesundheit aus. Es ist gesund, die Aktivität in den mit Anspannung und Stress verbundenen Systemen herunterzufahren und dafür die Aktivität in denjenigen Systemen zu stimulieren, die an erholsamen und heilenden Prozessen beteiligt sind.

## Enge Beziehungen als Mittel gegen kardiovaskuläre Erkrankungen

Kardiovaskuläre Erkrankungen stehen oft mit Stress und einer erhöhten Aktivität des sympathischen Nervensystems in Verbindung. Wie wir gesehen haben, wirkt sich Oxytocin auf verschiedene Risikofaktoren für kardiovaskuläre Erkrankungen positiv aus. Es drosselt die Aktivität in der

Hypothalamus-Hypophysen-Nebennierenrinden-Achse und senkt somit den Spiegel des Stresshormons Cortisol. Es hemmt die Aktivität des kardiovaskulären Systems, was zu sinkendem Blutdruck und einem verlangsamten Puls führt. Oxytocin wirkt aber auch gegen Entzündungen in den Gefäßwänden, von denen man annimmt, dass sie zur Entwicklung einer Atherosklerose beitragen.

Der amerikanische Forscher Neil Schneiderman aus Miami und seine Mitarbeiter *konnten zeigen, dass sowohl stabile Beziehungen als auch die Gabe von Oxytocin der Entwicklung von Atherosklerose vorbeugen können.* Die Wissenschaftler führten verschiedene Experimente mit Tieren eines Kaninchenstamms durch, der aufgrund einer genetisch bedingten Stoffwechselstörung besonders anfällig für Atherosklerose ist. Diese Tiere ließen sie für eine gewisse Zeit entweder in stabilen Beziehungen oder mit ständig wechselnden Käfiggenossen oder ganz alleine leben. Dabei zeigte sich, dass diejenigen Tiere, die in stabilen Beziehungen lebten, zu 50 Prozent weniger Schäden an ihren Gefäßen entwickelten als die Tiere der beiden anderen Gruppen. Gleichzeitig hatten die Kaninchen dieser Gruppe den höchsten Oxytocinspiegel. Sie produzierten also mehr Oxytocin und dies schien die Ursache für die verminderten Schäden an ihren Blutgefäßen zu sein. In einer weiteren Studie untersuchten die Forscher dann noch einmal speziell den Einfluss von Oxytocin auf die Gefäße. Sie ließen Kaninchen isoliert leben, allerdings bekam die Hälfte von ihnen Oxytocin verabreicht. Und tatsächlich zeigte sich, dass das Oxytocin die Entstehung von Atherosklerose deutlich verminderte.

Nahrungsaufnahme, Wachstum und Heilung profitieren ebenfalls von Oxytocin. Wie bereits dargestellt, wird beispielsweise die Aktivität im Magen-Darm-Takt und im parasympathischen Nervensystem gesteigert. *Das bedeutet, dass ein Mensch, der dauerhaft unter dem Einfluss von Oxytocin steht, nicht nur weniger gestresst ist, sondern sich auch besser erholen und regenerieren kann.* Dies stellt einen zusätzlichen Schutz vor kardiovaskulären Erkrankungen dar – und ermöglicht im Falle einer bereits erfolgten Erkrankung eine bessere Genesung.

## Oxytocin ist auch für die Knochen wichtig

Wir haben bereits gesehen, wie Oxytocin in Zusammenhang mit Schwangerschaft, Geburt und Stillen nicht nur beim Aufbau der Mutter-Kind-Bindung eine wichtige Rolle spielt, sondern auch dafür sorgt, dass die Mutter ernährungsphysiologisch effizient wird, um möglichst viel Nahrung an ihr Neugeborenes abgeben zu können. Für die Versorgung des Nachwuchses ist jedoch noch eine andere Funktion von Oxytocin entscheidend. Es bewirkt, dass die Mutter während der Schwangerschaft sehr viel Calcium aus ihren eigenen Knochen an das Baby abgibt – insgesamt etwa 120 Gramm! Damit die Knochen der Mutter nicht mit jeder Schwangerschaft brüchiger werden, ist es wichtig, dass anschließend das fehlende Calcium sehr rasch wieder aus der Nahrung aufgenommen und in ihre Knochen eingebaut wird. Auch hierfür sorgt Oxytocin, indem es den Stoffwechsel in den Knochen steuert.

Entsprechend kann sich ein zu niedriger Oxytocinspiegel ungünstig auf die Gesundheit der Knochen auswirken. Dies spielt eine Rolle bei der Entstehung von **Osteoporose**.

Hierunter versteht man einen Abbau von Knochenmasse, der dazu führt, dass die Knochen brüchiger werden. Das Risiko, an Osteoporose zu erkranken, steigt bei Frauen nach den Wechseljahren stark an. Aber auch ältere Männer können Osteoporose bekommen. Véronique Breuil und ihre Mitarbeiterinnen und Mitarbeiter von der Universität Nizza haben bei Frauen nach den Wechseljahren sowohl den Oxytocinspiegel als auch den Zustand ihrer Knochen untersucht. Dabei zeigte sich, dass diejenigen Frauen, die an Osteoporose erkrankt waren, im Vergleich zu Frauen mit gesunden Knochen einen deutlich niedrigeren Oxytocinspiegel hatten.

Durch Studien an Mäusen hat man diesen Zusammenhang weiter untersucht. Wenn weiblichen Mäusen die Eierstöcke entfernt werden, passiert bei ihnen das Gleiche wie bei Frauen in den Wechseljahren. Ihre Knochendichte nimmt ab und gleichzeitig setzten sie vor allem im Bauchbereich Fett an. Bekamen diese Mäuse jedoch Oxytocin verabreicht, so wurde hierdurch der Knochenabbau deutlich verringert. Gleichzeitig nahmen die Tiere weniger zu.

Auch die Gesundheit unserer Knochen hat also etwas mit Oxytocin zu tun. Vielleicht wird man in Zukunft Medikamente auf der Basis von Oxytocin zur Vorbeugung und Behandlung von Osteoporose entwickeln. Auf jeden Fall zeigen uns diese wissenschaftlichen Ergebnisse erneut, wie wichtig gute Beziehungen für unsere Gesundheit sind. Denn – zur Erinnerung – der Oxytocinspiegel lässt sich nicht nur medikamentös, sondern auch über natürliche Auslöser erhöhen, wenn diese von hoher beziehungsmäßiger Qualität sind, wie vor allem Körperkontakt und Massage, liebevoller Blickkontakt oder empathisches Miteinander-Sprechen.

## Frühe Nähe und Gesundheit im Erwachsenenalter

Wenn neugeborene Tiere besonders viel berührt werden oder Oxytocin bekommen, kann sich das *auf ihr ganzes Leben* auswirken. Wir haben gesehen, wie Berührung, Wärme und Nähe nach der Geburt dazu führen, dass Ratten im Erwachsenenalter sozialer und ruhiger sind und einen niedrigeren Stresspegel und Blutdruck haben als Ratten, die diese zusätzliche Stimulation nicht erfahren haben. Auch Ratten, die nach der Geburt Oxytocin erhalten, haben als erwachsene Tiere einen niedrigeren Blutdruck, sind ruhiger und weniger schmerzempfindlich. Außerdem wachsen sie schneller. Dies stützt die Annahme, dass Oxytocin schon früh im Leben Einfluss auf das Individuum hat und dass diese Effekte dauerhaft sind. Die Auswirkungen dauern das ganze Leben lang an, weil Neugeborene leichter beeinflussbar sind als Erwachsene. Sie sind offen für Prägung oder Lernerfahrungen, die sich auch auf die Aktivierung oder Inaktivierung bestimmter Gene im Sinne der Epigenetik auswirken können (vgl. Abschn. 3.4).

Die verminderte Angst und höhere soziale Kompetenz der Ratten, die direkt nach der Geburt viel Nähe und Berührungen erfahren haben, hat man mit einer vermehrten Aktivität des Oxytocins im Gehirn des ausgewachsenen Tieres in Verbindung gebracht – insbesondere in der Amygdala, einem Areal, das für die Steuerung sozialer Interaktion und den Grad von Angst oder Ängstlichkeit relevant ist. Indem sie ihre Jungen beispielsweise lecken, stimulieren die Rattenmütter die Ausschüttung von Oxytocin bei ihren Jungen. Da eine fürsorgliche Rattenmutter dies immer wieder tut, kommt es zu einer wiederholten Stimulation der Oxytocinausschüttung und damit zu dauerhaften Veränderungen des Oxytocinsystems.

Es ist noch nicht erwiesen, ob Menschenkinder, die im jungen Alter besonders viel Nähe erfahren haben, auf ähnliche Weise als Erwachsene eine gewisse Resistenz gegen stressbedingte Erkrankungen entwickeln. Dies ist jedoch wahrscheinlich, da Untersuchungen des Verhaltens von etwa einjährigen Kindern belegen, dass sie stärker auf soziale Reize reagieren und besser mit Stress umgehen können, wenn sie unmittelbar nach der Geburt Körperkontakt erfahren haben. Zudem wurde auch der umgekehrte Fall untersucht. So zeigte sich bei Kindern, die während der Schwangerschaft Stress ausgesetzt waren, ein erhöhtes Risiko, Bluthochdruck, bestimmte kardiovaskuläre Erkrankungen und Diabetes zu entwickeln. Kinder, die schon früh viele Trennungen erleben mussten, haben ein erhöhtes Risiko, als Erwachsene an Angst und Depressionen zu leiden. Kehrt man diese Aussagen um, heißt das: Ein stressfreier Lebensbeginn schützt vor solchen Erkrankungen! Doch dies ist freilich nur die halbe Wahrheit. Es scheint, als löse viel Nähe in jungem Alter einen Entwicklungsschub aus. Die betreffenden Personen werden kommunikativer, ruhiger und entspannter. Anders gesagt: *Das System für Ruhe und Beziehungen wird besser ausgebildet.*

Wie wir gesehen haben, profitiert nicht nur das Kind von der Nähe, die es in den ersten Wochen nach der Geburt empfängt. Auch die beruhigende Wirkung auf die Mutter kann sehr lange anhalten und sie sogar langfristig vor späteren stressbedingten Krankheiten schützen. Wie erwähnt, haben klinische Untersuchungen erbracht, dass stillende Mütter „dosisabhängig" vor bestimmten kardiovaskulären Erkrankungen wie Herzinfarkt, Schlaganfall und Bluthochdruck geschützt sind. Außerdem sind sie in einem gewissen Maß vor Typ-2-Diabetes gefeit, der bei Erwachsenen oder älteren Menschen auftritt. Diese Auswirkungen des Stillens sind vermutlich auf die wiederholte Freisetzung von Oxytocin zurückzuführen, die bei der Milchproduktion erfolgt. Die wichtigste Schlussfolgerung lautet: *Nähe und gute Beziehungen beeinflussen unsere Gesundheit in unserem ganzen Leben positiv. Am stärksten sind diese Effekte jedoch, wenn wir schon sehr früh viel Nähe erfahren durften.*

## 10.2 Der beste Freund des Menschen macht Herrchen und Frauchen gesund

Eine Beziehung, die für viele wichtig ist und die erwiesenermaßen eine große Bedeutung für die Gesundheit hat, ist die Beziehung zu einem geliebten Haustier, etwa einem Hund. Ausgangsform des Haushundes war der Wolf. Hunde hat man für zahlreiche Zwecke und auf viele verschiedene Eigenschaften und Fähigkeiten hin gezüchtet. Das Ergebnis der Zucht mit Tieren, die keine Angst vor dem Menschen hatten, war schließlich der Begleit- und Gesellschaftshund, wie wir ihn heute kennen. Im Laufe der

Züchtungen, durch die immer zahmere Tiere entstanden, veränderte sich das äußere Erscheinungsbild des Hundes – es entwickelten sich Hängeohren und nach oben gerichtete Schwänze. Das Fell änderte seine Farbe und konnte sogar gefleckt sein. Vermutlich veränderte sich auch das Gesicht und entsprach mehr dem Kindchenschema. Ist es die Kombination aus diesem anderen Aussehen und der Zuneigung, die Hunde uns Menschen entgegenbringen, die uns so sehr zu ihnen hinzieht? Kann es sein, dass die selektive Züchtung dieser Merkmale bei domestizierten Hunden ein ausgeprägteres Oxytocinsystem erzeugte und dadurch den zahmen und freundlichen Hund hervorbrachte, der nun der beste Freund des Menschen ist? Ist das der Grund, warum wir keine Angst vor freundlich aussehenden Hunden haben und uns ihnen nähern möchten, auch wenn wir sie gar nicht kennen? Zweifellos genießen es die meisten Haushunde, gestreichelt und umarmt zu werden, was ausgewachsene Wölfe höchstwahrscheinlich nicht dulden würden.

Es gibt zahllose Beispiele dafür, wie Hunde und Menschen sich aufeinander abstimmen und eine sehr enge Beziehung entwickeln. So können die sogenannten Warnhunde dem Menschen wertvolle Dienste leisten. Diese Hunde sind darauf trainiert zu erkennen, wenn der Blutzuckerspiegel ihres Herrchens zu niedrig ist oder sich bei ihrem Frauchen ein epileptischer Anfall anbahnt. Im ersten Fall bringt der Hund ein Beutelchen mit Zucker und Süßigkeiten herbei, sodass die drohende Unterzuckerung verhindert werden kann, und im zweiten Fall sorgt der Hund umgehend dafür, dass andere Personen alarmiert werden, die bei einem epileptischen Anfall helfend eingreifen können. Es ist verblüffend, wozu Hunde imstande sind.

## Hundehalter haben eine stabile Gesundheit

Ungeheuer viele wissenschaftliche Schriften belegen, dass Hundebesitzer im Allgemeinen gesünder sind als Menschen ohne Hunde. Insbesondere sind Besitzer von Hunden gegen verschiedene Arten von Stress geschützt. Außerdem konnte gezeigt werden, dass Hundehalter nach einem Herzinfarkt eine bessere Prognose haben als andere Personen. Zudem ist ihr Blutdruck niedriger.

Das liegt sicher daran, so könnte man denken, dass Hundebesitzer regelmäßig an der frischen Luft mit dem Hund Gassi gehen und daher körperlich fitter sind, was sich gemeinhin günstig auf die Gesundheit auswirkt. Das lässt sich zweifellos nicht bestreiten. Doch selbst Studien, die die körperliche Aktivität berücksichtigten, haben erbracht, dass der Stresspegel bei Hundehaltern niedriger ist und sie bestimmte Herzprobleme seltener entwickeln. Die positive Wirkung lässt sich daher nicht einfach nur auf die körperliche Betätigung zurückführen. Wie viele Untersuchungen zeigen, profitiert auch die soziale Kompetenz davon, ein Haustier, insbesondere einen Hund, zu haben. Für Kinder kann dies ausgesprochen wichtig sein und ihre Entwicklung begünstigen. Wer als Kind einen Hund gehabt hat, wird davon auch noch als Erwachsener profitieren.

Die positiven Auswirkungen auf die Gesundheit und die Fähigkeit zur sozialen Interaktion lassen sich vermutlich damit erklären, dass Menschen und ihre Hunde einander berühren und sich mögen. Die Besitzer streicheln und umarmen ihre Hunde. Wenn sie vertraut miteinander sind, wirkt allein schon die Gegenwart des Hundes beruhigend.

Hat sich zwischen Hund und Mensch eine Bindung entwickelt, übt das unsichtbare Band zwischen ihnen auf beide einen positiven Einfluss aus. Der Hund beeinflusst seine Besitzer sowohl durch körperliche als auch durch geistige Nähe.

Wir haben gesehen, dass sich die Oxytocineffekte nach wiederholter Freisetzung oder Gabe von Oxytocin verfestigen und dauerhaft werden. Da die Besitzer ihre Hunde meist bei sich haben, schütten sie regelmäßige kleine Dosen Oxytocin aus, was ihr Ruhe-und-Beziehungssystem mehr oder weniger permanent aktiviert. Höchstwahrscheinlich sind diese langfristigen Effekte des Oxytocins für die gesundheitsfördernde Wirkung verantwortlich.

Aber wie sieht es mit anderen Tieren aus? Seltsamerweise sind bei Katzenbesitzern bisher keine stressreduzierenden und gesundheitsfördernden Effekte nachgewiesen worden. Liegt das daran, dass eine Katze nicht immer eine solch enge Beziehung zu ihren Besitzern entwickelt wie ein Hund, sondern lieber ein wenig Abstand hält? Vielleicht hat man Katzenhalter aber einfach noch nicht so gründlich untersucht wie Hundehalter, sodass mögliche positive Auswirkungen bisher übersehen wurden.

## Tiere im Gesundheitssystem

Wegen ihrer wohltuenden Wirkung auf Menschen setzt man Tiere vielerorts im Gesundheitssystem ein. Katzen und Hunde verbreiten Glück und Freude. Sie können ältere Menschen dazu motivieren, sich mehr zu bewegen und allgemein aktiver zu werden. So arbeitet man in Altenheimen und bei der Behandlung psychisch Kranker sehr gern mit Katzen und Hunden. Unter Umständen machen Besuche von Hunden in Pflegeheimen sogar gewisse medikamentöse Behandlungen überflüssig, weil Hunde den alten Menschen offensichtlich Freude bereiten und Aggressionen dämpfen, vor allem, wenn diese an Demenz leiden. Hierfür fehlen jedoch noch wissenschaftliche Belege. Sollte dies tatsächlich zutreffen, würde es sich möglicherweise sogar finanziell lohnen, Hunde im Gesundheitssystem einzusetzen.

In manchen Einrichtungen, besonders bei der Behandlung von Kindern, dienen Hunde auch therapeutischen Zwecken. Zuweilen kann die Anwesenheit eines Hundes in schwierigen Situationen und Beziehungen deeskalierend wirken. Anscheinend ist es sehr viel einfacher, einem Hund von seinen Problemen zu erzählen oder mit anderen darüber zu reden, wenn ein Hund dabei ist. Das liegt teilweise daran, dass Hunde geduldig und loyal sind und nie etwas weitererzählen. Sie scheinen es manchen Menschen aber auch zu erleichtern, sich selbst und anderen Personen gegenüber schwierige Dinge zum Ausdruck zu bringen. Hunde wirken außerordentlich beruhigend. Auch hat man nachgewiesen, dass Kinder sich besser auf ihre Hausaufgaben konzentrieren können, wenn ein Hund im Zimmer ist. Alle diese Effekte lassen sich möglicherweise darauf zurückführen, dass die verschiedenartigen Begegnungen mit Hunden beim Menschen Oxytocin freisetzen.

### Sogar Kühe und andere Tiere

Vielerorts nutzt man Bauernhoftiere, um Menschen bei einem Genesungs- und Erholungsprozess zu unterstützen.

Der Aufenthalt auf einem Bauernhof und die Versorgung der Tiere schaffen auch Gelegenheiten für Nähe und die Möglichkeit, eine Art von Beziehung aufzubauen. In vielen Gegenden Europas verschafft man erschöpften, depressiven und ängstlichen Menschen die Gelegenheit, in einer landwirtschaftlich geprägten Umgebung Zeit mit Tieren zu verbringen. In Norwegen konnten Bente Berget und Bjarne Braastad nachweisen, dass sich Menschen mit psychischen Erkrankungen besser fühlten und ruhiger wurden, wenn sie einige Nachmittage pro Woche auf einem Bauernhof Umgang mit Tieren hatten.

Wie wir bereits in **Kap. 2** über unser Säugetiererbe geschildert haben, üben Kühe, deren Oxytocinspiegel beim Melken oder bei Geburten von Natur aus hoch ist, auf die anderen Kühe im Stall einen beruhigenden Einfluss aus. Zudem wurde vielfach berichtet, dass Personen, die in einem Milchviehbetrieb aufwuchsen, die Erfahrung machten, dass die Kühe auch auf die Menschen beruhigend wirkten. Wenn man Babys mit Koliken zu der friedlichsten Kuh im Stall bringe, so heißt es, würden die Schmerzen verschwinden und die Kinder ruhiger werden. Verströmen die oxytocingeschwängerten Kühe, die regelmäßig gemolken werden, womöglich einen Duft, der auch Menschen beeinflusst? Waren diese durch die Luft übertragenen Informationen für die Menschen der Vorzeit vielleicht wichtiger als für die hoch gebildeten Menschen von heute? Oder kann es sein, dass wir immer noch stärker unter dem Einfluss von Pheromonen stehen, als wir glauben, und einfach zu wenig darüber wissen?

## Hund und Mensch zeigen die gleichen Reaktionen

Dieses Buch ist aus der Perspektive eines Menschen geschrieben. Daher haben wir besonders betont, welche Bedeutung die Nähe zwischen Mensch und Hund für die Hundebesitzer hat. Doch natürlich ist es genauso wichtig, dass sich Tiere, etwa Hunde, wohlfühlen. Und warum sollte es ihnen anders ergehen als uns? Die spezielle Interaktion, die einen engen körperlichen wie auch geistigen Kontakt beinhaltet, wirkt sich in beide Richtungen aus. Tatsächlich lassen sich nicht nur Hunde, sondern auch Kühe beruhigen, wenn sie von Menschen gestreichelt und berührt werden, die sie kennen oder vor denen sie keine Angst haben. Genau wie wir reagieren sie mit einem langsamer werdenden Puls und niedrigerem Blutdruck sowie mit einem sinkenden Spiegel des Stresshormons Cortisol. Bei Hunden steigt zugleich der Oxytocinspiegel an! Was bei anderen Tierarten geschieht, ist noch nicht bekannt.

Das bedeutet, dass Hunde und viele andere Tiere ebenfalls von Nähe und Berührung – nicht nur vonseiten ihrer Artgenossen, sondern auch von uns Menschen – profitieren können. Auf dieser Ebene sind alle Säugetiere gleich.

## 10.3 Oxytocin und Massage

Zum Beginn des Lebens sind Nähe und Berührung überlebenswichtig. Das Bedürfnis nach Nähe bleibt jedoch lebenslang bestehen. Natürlich bekommen die meisten Menschen von ihren Nächsten und Liebsten Berührung und Nähe. Doch in unserer auf das Individuum ausgerichteten, hektischen Welt, in der immer mehr Menschen allein leben, weist das „Berührungskonto" mancher Menschen vielleicht ein kleines Defizit auf. Ein Zeichen für den latenten Berührungsmangel ist die Suche nach Möglichkeiten, diesen Mangel zu kompensieren. Die derzeit große Nachfrage nach verschiedenen Formen von Massage oder Berührungstherapie geben diesem Bedürfnis Ausdruck. Die Menschen haben entdeckt, dass ihnen Berührungen und Massagen unterschiedlicher Art ganz einfach guttun.

Mittlerweile belegen zahlreiche Studien, dass Massage viele wohltuende Auswirkungen hat. Professor Tiffany Field vom Touch Research Institute in Miami hat mit der Dokumentation dieser Effekte Pionierarbeit geleistet. Zunächst konnte sie nachweisen, dass Frühgeborene schneller wachsen, wenn sie Massage erhalten, und dass sie dann schneller aus dem Krankenhaus entlassen werden können. Seitdem hat sie vielfältige Untersuchungen durchgeführt – mit jungen und alten Menschen, Männern und Frauen, mit Gesunden und Patienten, die an verschiedenen Krankheiten litten. Insgesamt belegen ihre Forschungsergebnisse, dass Massage Angst, Stress und Depression mildert. Zudem verstärkt sie das Wohlbefinden, verbessert Konzentration und Lernvermögen und fördert die soziale Interaktion.

Es gibt viele unterschiedliche Arten von Massagen und Berührungstherapien. Bei der klassischen Massage werden hauptsächlich die Muskeln bearbeitet, während bei Berührungstherapien die Haut im Fokus der Behandlung steht. Einige Berührungstherapien beinhalten ein Streicheln des gesamten Körpers. Andere, wie die Rosen-Methode, die von der Physiotherapeutin Marion Rosen entwickelt wurde, setzen gezieltere leichte Berührungen ein, die vor allem die Atemmuskulatur entspannen sollen.

*Die verschiedenen Behandlungsformen erzielen nicht bei jedem Menschen die gleiche Wirkung. Vielmehr hängt ihre Wirkung von den spezifischen Bedürfnissen der jeweiligen Person ab.* Manche Menschen benötigen ein energischeres Durchkneten der Muskulatur, damit sie sich entspannen können und der Blutkreislauf angekurbelt wird. Diese Personen spüren die Wirkung vor allem in den Muskeln, merken aber vielleicht auch, dass sie durch die Behandlung ruhiger werden und sich wohler fühlen.

Andere, insbesondere auch ältere Menschen, leider oft unter einem Mangel an Berührung. Sie brauchen eher eine sanfte Stimulation der Haut. Viele Studien belegen, dass es alten Menschen guttut, wenn sie Berührungstherapien erhalten. Sie werden entspannter und schlafen besser. Ihre Beziehung zum Personal verbessert sich und ihre Lebensqualität steigt insgesamt. Babymassage hat vor allem zum Ziel, den Kontakt zwischen Eltern und Kind zu intensivieren und dem Baby ein Gefühl von Ruhe und Harmonie zu vermitteln.

Damit Berührung als angenehm empfunden wird und eine positive Wirkung entfaltet, muss man von jemandem berührt werden, den man kennt und mag, oder von jemandem, den man aus anderen Gründen akzeptiert. Es zeigt sich immer deutlicher, wie wichtig es ist, dass die behandelnde Person insgesamt respektvoll mit den Patienten umgeht. Sie muss warme Hände haben, sie sollte ganz bei der Sache sein und mit den besten Absichten handeln. Es ist ein großer Unterschied, ob wir von einer weichen, warmen Hand oder einer kalten, harten Hand berührt werden. Wer kalte, harte Hände hat und geistesabwesend oder desinteressiert ist, kann keine positiven Ergebnisse erzielen und ruft schlimmstenfalls eine Stressreaktion hervor. Diese kann als äußerst unbehaglich und unangenehm empfunden werden.

Im Folgenden werden die Ergebnisse von Studien dargestellt, in denen verschiedene Formen von Massage oder Berührung angewandt wurden, mit unterschiedlichen Behandlungszielen und Ergebnissen.

## Mehr Ruhe im Kindergarten

Unter der Leitung von Professor Anne-Liis von Knorring aus der Abteilung für Neurowissenschaft an der Universitätsklinik Uppsala wurde in mehreren Kindertagesstätten eine Studie durchgeführt, bei der man den Einfluss von Massage auf das Verhalten der Kinder untersuchte. Zuvor hatte man bereits beobachtet, dass Kinder, die Massagen erhielten, ruhiger und sozialer wurden. Bei der Studie erhielten Kinder während der Mittagspause eine zehnminütige Massage von einer Person, die ihnen aus der Tagesstätte vertraut war. Die Massagen erfolgten nach einem bestimmten Plan, und das an der Studie beteiligte Personal war zuvor in der Massagetechnik geschult worden. Selbstverständlich durften die Kinder selbst entscheiden, ob sie an der Studie teilnehmen wollten. Um die Effekte der Massage bewerten zu können, untersuchte man auch Kinder aus anderen Einrichtungen, in denen die Massage noch nicht eingeführt worden war. Die Auswirkungen der Massagetherapie wurden sowohl durch das Personal als auch durch die Eltern beurteilt.

Zunächst schien es zwischen den massierten und den nicht massierten Kindern keine Unterschiede zu geben. Betrachtete man jedoch die unruhigsten und aggressivsten Kinder beider Gruppen, so zeigte sich nach sechs Monaten ein Unterschied. Wenn diese Kinder Massagen erhalten hatten, waren sie ruhiger und weniger aggressiv. Die auf der Massage beruhenden Effekte waren dauerhaft und hatten sich nach zwölf Monaten sogar noch verstärkt. Am bemerkenswertesten war, dass alle der extrem unruhigen Jungen infolge der Massagebehandlung ihr aggressives Verhalten abgelegt hatten. Zugleich hatte sich ihre soziale Kompetenz verbessert. Sie waren jedoch auch weniger schmerzempfindlich. Eltern und Personal waren sich in ihren Bewertungen einig. Die positiven Effekte waren in allen Einrichtungen spürbar. Die Interaktion in den Kindergruppen funktionierte besser und das Personal fühlte sich wohler. Kommt uns das nicht bekannt vor? *Verminderte Aggression und verstärkte soziale Interaktion sind typische Anzeichen einer intensiveren Wirkung von Oxytocin.*

## Entwicklung und Veränderung

In einer anderen Studie wurde in einer Klinik in Linköping, Schweden, eine Gruppe junger Frauen mit einer Berührungstherapie behandelt. Die Frauen waren von unterschiedlichsten Störungen wie Alkoholmissbrauch, Essstörungen oder Depressionen betroffen. Fast alle von ihnen waren arbeitslos und hatten bereits jahrelange Therapien bei qualifizierten Psychologen hinter sich.

Neben ihrer normal weitergeführten Therapie erhielten einige dieser Frauen über einen Zeitraum von mehreren

Wochen zehn Behandlungen mit taktiler Stimulation von einem ausgebildeten Berührungstherapeuten. Wie sich zeigte, veränderten sich die Frauen, die eine „Berührungszulage" erhielten, zum Positiven. Sie fühlten sich besser und ihr Selbstwertgefühl wurde gestärkt. Viele von ihnen gaben ihre festgefahrene Lebensweise auf. Einige bewarben sich um eine Stelle und andere achteten viel mehr als vorher auf ihre äußere Erscheinung. Sie gingen einfach mehr aus sich heraus.

Am faszinierendsten war, dass die positiven Veränderungen nach Abschluss der Berührungsbehandlung nicht aufhörten. Die Frauen, die diese Therapie erhalten hatten, fühlten sich auch lange danach noch wohler. Viele von ihnen begannen auf eigene Initiative eine andere Form von Berührungstherapie. Sie fühlten sich nicht einfach nur besser – sie wurden aktiver und begegneten der Außenwelt mit mehr Offenheit und Interesse.

## Bessere Kommunikation zwischen Kindern und Betreuungspersonen

In einer weiteren Studie wurde die Wirkung von taktiler Stimulation bei mehrfach behinderten Kindern untersucht. Die Kinder lebten auf Krankenstationen oder waren in der Tagesbetreuung für mehrfach behinderte Kinder in der Bräcke Diakoni in Göteborg untergebracht. Sie erhielten jeweils zehn Berührungsbehandlungen von ihren persönlichen Betreuern. Den großenteils schwerbehinderten Kindern gefiel die Behandlung. Sie entspannten sich dabei und freuten sich. Am auffälligsten war jedoch, dass sich die Beziehung zu den persönlichen Betreuern infolge der Behandlungen immens verbesserte. Zwar konnten die behinderten Kinder nicht sprechen, kommunizierten aber auf andere Weisen. Die zusätzlichen Berührungen verbesserten ihr interaktives Verhalten in mehrfacher Hinsicht. Sie lächelten mehr und suchten häufiger Blickkontakt zu ihren Betreuern. Sie versuchten, mit den ihnen verfügbaren Mitteln mitzuteilen, was sie dachten und fühlten. Einige Kinder versuchten, die Massage zu erwidern. Viele von ihnen ergriffen auch zu Hause bei ihren Eltern oder in der Schule öfter die Initiative zur Kommunikation.

Überdies waren die Effekte nicht nur einseitig. Auch die Betreuer berichteten, ihre Beziehung zu den Kindern habe sich vertieft und sei nun viel liebevoller. Die Wirkung war so stark, dass sie sich auf das übrige Personal der Station, wo die Kinder lebten oder Zeit verbrachten, übertrug. Alle empfanden die Arbeit und Kooperation als positiver. Diese Wirkung lässt sich wohl auch mit einem Oxytocineffekt auf Gruppenebene erklären.

Auch bei dieser Studie ist davon auszugehen, dass die Freisetzung von Oxytocin, die sowohl beim Empfänger als auch beim Geber durch Berührung ausgelöst wird, zu dem verstärkten Kommunikationsvermögen und -bedürfnis und einer liebevolleren Verbindung beigetragen hat. Die Auswirkungen ähneln dem Bindungsaufbau zwischen Eltern und Neugeborenem, wenn sie nach der Geburt die Gelegenheit zu viel gemeinsamer Nähe haben.

## Die Rosen-Methode

Die Rosen-Methode ist eine von Marion Rosen entwickelte Berührungstherapie. Marion Rosen wurde in Deutschland geboren, wanderte jedoch vor dem Zweiten Weltkrieg nach Schweden aus, studierte dort und wurde Physiotherapeutin. Danach lebte sie lange Zeit in Berkeley, Kalifornien. Laut Marion Rosen erinnert sich der Körper an viel mehr, als uns Menschen bewusst ist. Sie sagt, dass kleine Kontraktionen in bestimmten Muskeln mit verdrängten Erinnerungen an traumatische Erlebnisse verknüpft sein können. Rosen-Therapeuten arbeiten mit sehr leichten Berührungen, um eine Muskelentspannung zu bewirken, insbesondere von Muskeln, die das Atmen behindern. Dabei steigen in den Patienten möglicherweise Erinnerungen an Ereignisse auf, die sie verdrängt hatten. Sobald diese ins Bewusstsein gelangt sind, kann man besser mit ihnen umgehen, und blockierte Entwicklungen kommen wieder in Gang. Somit steht bei der Rosen-Methode die psychische Entwicklung im Vordergrund.

Die schwedische Rosen-Therapeutin Annika Minnbergh und ihre Kollegen wenden diese Therapieform im vom Krieg erschütterten Bosnien an. Sie geben Kurse in der Rosen-Methode und behandeln Menschen, die im Krieg traumatische Ereignisse durchlebt haben. Die wärmende Berührung, der achtsame und unterstützende Ansatz sowie die Entspannung, die auf die Behandlung folgt, helfen den therapierten Personen, Zugang zu den Erinnerungen an ihre schrecklichen Erlebnisse zu erlangen. Da sie sich dabei in einer warmen und sicheren Umgebung befinden, können sie die Erinnerungen umwandeln und verarbeiten. Am erstaunlichsten ist, dass sich die Behandlung nicht nur auf individueller Ebene positiv auswirkt, sondern auch eine Aussöhnung zwischen Personen verschiedener ethnischer Gruppen und Religionen ermöglicht. Weil das Denken der vom Krieg getroffenen Menschen nicht mehr von ihren grauenhaften Erinnerungen und dem wahrgenommenen Unrecht bestimmt wird, schwindet die Angst und gleichzeitig der Wunsch nach Rache. Die Menschen können befreiter nach vorne schauen und neue soziale Verbindungen innerhalb und außerhalb ihrer ethnischen Gruppe und Religion knüpfen. Wenn Furcht und Aggression sich auflösen und man wieder Vertrauen zueinander fasst, kann das gemeinsame Leben weitergehen. Das wird am deutlichsten, wenn Personen einander behandeln, die unterschiedlichen ethnischen Gruppen und Religionen angehören, also früher Feinde waren.

In diesem Zusammenhang offenbart die Rosen-Methode vor allem die Fähigkeit von Berührungen, blockierte Erinnerungen an die Oberfläche zu holen und eine Neuorientierung zu erleichtern, verbunden mit der beruhigenden und friedensstiftenden Wirkung des Oxytocins.

Derzeit laufen Untersuchungen, die die Wirkungen der Rosen-Methode dokumentieren sollen. Sofern diese positive Resultate erbringen, bedeutet das, dass diese Methode und vielleicht auch andere Berührungstherapien *ein wichtiges Hilfsmittel werden könnten, um zwischenmenschliche Probleme und Konflikte zu lösen – falls man sie mit gutem Urteilsvermögen, Verständnis und Sorgfalt nutzt.*

## Wie funktionieren Massage und Berührung?

Dass verschiedene Formen von Massage und Berührung trotz der großen Unterschiede ähnliche Effekte erzielen, liegt daran, dass das allen gemeinsame Werkzeug die Hände sind. Ob es sich um eine kräftige klassische Muskelmassage handelt, um eine reine Berührungstherapie oder eine ganz sachte muskelentspannende Behandlung nach der Rosen-Methode – die durch die Hände vermittelte Wärme und Berührung gehören dazu. Berührung und Wärme aktivieren das Oxytocinsystem, insbesondere im Gehirn. Auf diese Weise werden, genau wie durch die Nähe zwischen Eltern und Kind, soziale Interaktion und Ruhe gefördert, während Stressreaktionen zurückgehen.

Wissenschaftliche Untersuchungen haben gezeigt, dass bei Personen, die eine Massage erhielten, der Oxytocinspiegel im Blut kurzfristig anstieg. Schwieriger ist es allerdings, den Oxytocinspiegel im menschlichen Gehirn zu messen, wo die mit der Massage verbundenen Effekte ausgelöst werden. Dennoch unterstreicht die Tatsache, dass eine Massage die Ausschüttung von Oxytocin in die Blutbahn bewirkt, die wichtige Rolle von Oxytocin als Koordinator der Wirkungen von Massage und anderen Berührungstherapien.

Berührungen sind auch in vielen anderen Fällen Bestandteil alternativer oder komplementärer medizinischer Behandlungen. Heutzutage wird erbittert darüber diskutiert, ob diese Behandlungen wirksam sind oder nicht. Liest man das Buch *Gesund ohne Pillen – was kann die Alternativmedizin?* von Simon Singh und Edzard Ernst, könnte man denken, dass in der Alternativmedizin alles außer Massage nur ein Bluff ist. Ihre äußerst rigide Haltung begründen die Autoren mit den ihrer Meinung nach bisher fehlenden wissenschaftlichen Nachweisen, dass Akupunktur oder Homöopathie bessere Wirkungen zeigten als Kontrollbehandlungen.

Das mag der Fall sein. Doch ist zu bedenken, dass sowohl Patienten, die aktiv behandelt werden, als auch solche, die zu einer Kontrollgruppe gehören, in engem Kontakt zu ihren Therapeuten stehen. Bei der ersten Besprechung werden sie eingehend über ihre Probleme und Lebensweise befragt und man nimmt ihre Sorgen und Bedenken ernst. Häufig erfordern die verschiedenen Therapien mehrere Behandlungen, sodass die behandelten Personen wiederholt mit ihren Therapeuten zusammentreffen.

Ein wesentliches Element der Akupunktur ist der Hautkontakt, wenn der Therapeut die Nadeln setzt, die, solange sie in der Haut stecken, die Berührung gewissermaßen fortsetzen. Wie neue wissenschaftlich kontrollierte Untersuchungen zeigen, wirken feinere Akupunkturnadeln, die nicht so tief in die Haut eindringen, ebenso gut wie Nadeln, die tiefer gesetzt werden. Das lässt vermuten, dass es der Hautkontakt ist, oder anders gesagt, die Berührung durch den Therapeuten und die Nadeln, der die Wirkung erzeugt.

Hinzu kommt, dass Akupunkteure, Osteopathen, Chiropraktiker und andere, die alternative Behandlungen anbieten, mit ziemlicher Sicherheit zahlreiche starke und positive Wirkungen hervorrufen können, die für die jeweilige Behandlung spezifisch sind und sich in wissenschaftlichen Studien nicht leicht erfassen lassen. Ihnen allen ist jedoch gemeinsam, dass die Berührung der Haut eine wichtige Komponente der Behandlung darstellt. Man könnte das Argument auch umkehren und behaupten, dass es unmöglich ist, die in manuellen Therapien auftretenden Berührungseffekte nicht auszulösen. Das bedeutet, dass nicht nur Massagen und Berührungen, sondern auch all jene anderen Therapieformen in gewissem Maße durch Berührung stimulierte Oxytocineffekte erzeugen – also Stress vermindern, Schmerzen lindern und körpereigene Heilmechanismen aktivieren. Genießen die Therapeuten zudem das Vertrauen ihrer Patienten, erreichen sie diese zusätzlich über den „Vertrauenskanal", der ebenso zur Freisetzung von Oxytocin und somit zur Heilung beiträgt.

## 10.4 Nicht jeder mag Berührung

Es gibt allerdings auch eine große Gruppe von Menschen, die es grundsätzlich nicht mögen, berührt zu werden. Einige dieser Menschen haben in der Vergangenheit unangenehme Erfahrungen in Zusammenhang mit Berührung gemacht. Diese häufig nicht mehr bewusst erinnerten unangenehmen Erinnerungen können wieder an die Oberfläche gelangen, wenn die betroffene Person berührt wird. Berührung löst dann Stress und Abwehrreaktionen statt Ruhe und Entspannung aus. Solche Reaktionen entstehen auf einer ganz instinktiven Ebene und sind teilweise nur sehr schwer zu überwinden.

Andere Menschen haben möglicherweise eine angeborene Schwierigkeit, Berührung zu tolerieren. Ganz unabhängig von früheren Erfahrungen empfinden sie Berührung als unangenehm – als würde sie reiben und stechen. Für diese Menschen kann es bereits schwierig sein, bestimmte Arten von Kleidung zu tragen, weil der Stoff ihre Haut reizt. Besteht bei ihnen möglicherweise eine „fehlerhafte Verdrahtung" zwischen den verschiedenen Berührungs- und Schmerznerven?

Auch Menschen mit autistischen Zügen, denen es schwer fällt, sozialen Kontakt zu anderen Menschen aufzunehmen, haben nicht selten Schwierigkeiten mit Berührung. Möglicherweise stehen diese Eigenschaften in einer engen Beziehung zueinander.

## Weiterführende Literatur

Allen K, Blascovich J, Mendes WB (2002) Cardiovascular reactivity and the presence of pets, friends, and spouses: the truth about cats and dogs. Psychosom Med 64:727–739

Beetz A, Uvnäs-Moberg K, Julius H, Kotrschal K (2012) Psychosocial and psychophysiological effects of human-animal interactions: the possible role of oxytocin. Front Psychol 3:234

Beranger GE, Pisani DF, Castel J, Djedaini M, Battaglia S, Amiaud J, Boukhechba F, Ailhaud G, Michiels JF, Heymann D, Luquet S, Amri EZ (2014) Oxytocin reverses ovariectomy-induced osteopenia and body fat gain. Endocrinology 155:1340–1352

Beranger GE, Djedaini M, Battaglia S, Roux CH, Scheideler M, Heymann D, Amri EZ, Pisani DF (2015) Oxytocin reverses osteoporosis in a sex-dependent manner. Front Endocrinol 6:81

Berget B, Ekeberg O, Braastad BO (2008) Animal-assisted therapy with farm animals for persons with psychiatric disorders: effects on self-efficacy, coping ability and quality of life, a randomized controlled trial. Clin Pract Epidemiol Ment Health 11:4–9

Blom M, Janszky I, Balog P, Orth-Gomér K, Wamala SP (2003) Social relations in women with coronary heart disease: the effects of work and marital stress. J Cardiovasc Risk 10:201–206

Breuil V, Panaia-Ferrari P, Fontas E, Roux C, Kolta S, Eastell R, Ben Yahia H, Faure S, Gossiel F, Benhamou CL, Euller-Ziegler L, Amri EZ (2014) Oxytocin, a new determinant of bone mineral density in post-menopausal women: analysis of the OPUS cohort. J Clin Endocrinol Metab 99:E634–E641

Castelli P, Hart LA, Zasloff RL (2001) Companion cats and the social support systems of men with AIDS. Psychol Rep 89:177–187

Colaianni G, Sun L, Zaidi M, Zallone A (2015) The „love hormone" oxytocin regulates the loss and gain of the fat-bone relationship. Front Endocrinol 6:79

DeVries AC, Glasper ER, Detillion CE (2003) Social modulation of stress responses. Physiol Behav 79:399–407

Diego MA, Field T (2009) Moderate pressure massage elicits a parasympathetic nervous system response. Int J Neurosci 119:630–638

Diego MA, Field T, Hernandez-Reif M, Deeds O, Ascencio A, Begert G (2007) Preterm infant massage elicits consistent increases in vagal activity and gastric motility that are associated with greater weight gain. Acta Paediatr 96:1588–1591

Field T (2014) Massage therapy research review. Complement Ther Clin Pract 20(4):224–229

Field T, Diego M, Cullen C, Hernandez-Reif M, Sunshine W, Douglas S (2002) Fibromyalgia pain and substance P decrease and sleep improves after massage therapy. J Clin Rheumatol 8:72–76

Field T, Figueiredo B, Hernandez-Reif M, Diego M, Deeds O, Ascencio A (2008) Massage therapy reduces pain in pregnant women, alleviates prenatal depression in both parents and improves their relationships. J Bodyw Mov Ther 12:146–150

Friedmann E, Thomas SA (1995) Pet ownership, social support, and one-year survival after acute myocardial infarction in the Cardiac Arrhythmia Suppression Trial (CAST). Am J Cardiol 76:1213–1217

Güçlü B, Tanidir C, Mukaddes NM, Unal F (2007) Tactile sensitivity of normal and autistic children. Somatosens Mot Res 24:21–33

Hernandez-Reif M, Diego M, Field T (2007) Preterm infants show reduced stress behaviors and activity after 5 days of massage therapy. Infant Behav Dev 30:557–561

Holt-Lunstad J, Birmingham WA, Light KC (2008) Influence of a „warm touch" support enhancement intervention among married couples on ambulatory blood pressure, oxytocin, alpha amylase, and cortisol. Psychosom Med 70:976–985

Kern JK, Trivedi MH, Grannemann BD, Garver CR, Johnson DG, Andrews AA, Savla JS, Mehta JA, Schroeder JL (2007) Sensory correlations in autism. Autism 11:123–134

von Knorring A-L, Söderberg A, Austin L, Uvnäs Moberg K (2008) Massage decreases aggression in preschool children: a long-term study. Acta Paediatr 97:1265–1269

Kosfeld M, Heinrichs M, Zak PJ, Fischbacher U, Fehr E (2005) Oxytocin increases trust in humans. Nature 435:673–676

Light KC, Grewen KM, Amico JA (2005a) More frequent partner hugs and higher oxytocin levels are linked to lower blood pressure and heart rate in premenopausal women. Biol Psychol 69:5–21

Light KC, Grewen KM, Amico JA, Brownley KA, West SG, Hinderliter AL, Girdler SS (2005b) Oxytocinergic activity is linked to lower blood pressure and vascular resistance during stress in postmenopausal women on estrogen replacement. Horm Behav 47:540–548

McCabe PM, Gonzales JA, Zaias J, Szeto A, Kumar M, Herron AJ, Schneiderman N (2002) Social environment influences the progression of atherosclerosis in the watanabe heritable hyperlipidemic rabbit. Circulation 105:354–359

Nagasawa M, Mitsui S, En S, Ohtani N, Ohta M, Sakuma Y, Onaka T, Mogi K, Kikusui T (2015) Social evolution. Oxytocin-gaze positive loop and the coevolution of human-dog bonds. Science 348(6232):333–336

Odendaal JS, Meintjes RA (2003) Neurophysiological correlates of affiliative behavior between humans and dogs. Vet J 165:296–301

Ornish D (1998) Love and survival. The scientific basis for the healing power of intimacy. Harper Collins, London. (Deutsche

Ausgabe (1999): Die revolutionäre Therapie: Heilen mit Liebe. Schwere Krankheiten ohne Medikamente überwinden. Übers. von Beate Gorman. Mosaik, München)

Paredes J, Szeto A, Levine JE, Zaias J, Gonzales JA, Mendez AJ, Llabre MM, Schneiderman N, McCabe PM (2006) Social experience influences hypothalamic oxytocin in the WHHL rabbit. Psychoneuroendocrinology 31:1062–1075

Raina P, Waltner-Toews D, Bonnett B, Woodward C, Abernathy T (1999) Influence of companion animals on the physical and psychological health of older people: an analysis of a one-year longitudinal study. J Am Geriatr Soc 47:323–329

Rehn T, Handlin L, Uvnäs Moberg K, Keeling LJ (2013) Dogs' endocrine and behavioural responses at reunion are affected by how the human initiates contact. Physiol Behav

Robb SS, Stegman CE (1983) Companion animals and elderly people: a challenge for evaluators of social support. Gerontologist 23:277–282

Rosengren A, Wilhelmsen L, Orth-Gomér K (2004) Coronary disease in relation to social support and social class in Swedish men. A 15 year follow-up in the study of men born in 1933. Eur Heart J 25:56–63

Sachser N, Durschlag M, Hirzel D (1998) Social relationships and the management of stress. Psychoneuroendocrinology 23:891–904

Singh S, Ernst E (2008) Trick or treatment? Alternative medicine on trial. W. W. Norton, New York. (Deutsche Ausgabe (2009) Gesund ohne Pillen – was kann die Alternativmedizin? Übers. von Klaus Fritz. Hanser, München)

Szeto A, Nation DA, Mendez AJ, Dominguez-Bendala J, Brooks LG, Schneiderman N, McCabe PM (2008) Oxytocin attenuates NADPH-dependent superoxide activity and IL-6 secretion in macrophages and vascular cells. Am J Physiol Endocrinol Metab 295:E1495–E1501

Szeto A, Rossetti MA, Mendez AJ, Noller CM, Herderick EE, Gonzales JA, Schneiderman N, McCabe PM (2013) Oxytocin administration attenuates atherosclerosis and inflammation in Watanabe Heritable Hyperlipidemic rabbits. Psychoneuroendocrinology 38:685–693

Uvnäs Moberg K (1997) Physiological and endocrine effects of social contact. Ann N Y Acad Sci 807:146–163

Uvnäs Moberg K (1998) Oxytocin may mediate the benefits of positive social interaction and emotions. Review. Psychoneuroendocrinology 23:819–835

Uvnäs Moberg K, Petersson M (2005) Antistress, känsla, empati och socialt stöd. In: Ekman R, Arnetz B (Hrsg) Från molekyl till individ. Liber, Stockholm

Uvnäs Moberg K, Petersson M (2008) Molecular anti-stress systems. In: Arnetz B, Ekman R (Hrsg) Stress sculpturing the brain to health or disease. Wiley, New York

Uvnäs Moberg K, Johansson B, Lupoli B, Svennersten-Sjaunja K (2001) Oxytocin facilitates behavioural, metabolic and physiological adaptations during lactation. Appl Anim Behav Sci 72:225–234

Wang HX, Mittleman MA, Orth-Gomér K (2005) Influence of social support on progression of coronary artery disease in women. Soc Sci Med 60:599–607

Zak PJ, Kurzban R, Matzner WT (2005) Oxytocin is associated with human trustworthiness. Horm Behav 48:522–527

Zak PJ, Stanton AA, Ahmadi S (2007) Oxytocin increases generosity in humans. PLoS One 2:e1128

# 11
## Das Oxytocinerbe

Bei uns Menschen ist die Großhirnrinde viel stärker entwickelt als bei allen anderen Säugetieren. Dank des sehr großen Frontallappens unseres Gehirns können wir bewusst denken und planen und uns damit eine Existenz schaffen, die ganz und gar unserem bewussten Willen zu unterliegen scheint. Bei anderen Säugetieren werden nicht nur die Körperfunktionen, sondern auch das Verhalten – beispielsweise im Rahmen der unterschiedlichsten Beziehungen – überwiegend durch unbewusste Prozesse gesteuert, die in älteren Hirnarealen lokalisiert sind.

Eine wichtige Botschaft dieses Buches lautet jedoch, dass auch unsere menschlichen Beziehungen stark durch unser Säugetiererbe geprägt sind. Verliebtheit und Liebe machen glücklich und können Menschen mit Urgewalt aneinander binden, ganz zu schweigen von Eifersucht und all ihren Folgen – dem Schmerz und dem Wunsch nach Kontrolle und vielleicht auch Rache. Diese Beziehungsaspekte lassen sich im Wesentlichen nicht mit dem bewussten Willen steuern. Bestenfalls können wir lernen, sie einigermaßen im Griff zu behalten.

Ein weiterer wichtiger und meist vernachlässigter Aspekt ist, dass die Mechanismen, die menschliche Beziehungen erzeugen und aufrechterhalten, ein Teil unseres Säugetiererbes sind. Dies gilt für Beziehungen zwischen zwei Individuen, wie bei Mutter bzw. Vater und Kind oder einem Liebespaar. Es gilt aber auch für Beziehungen in einer Gruppe von Individuen, etwa innerhalb der Familie oder am Arbeitsplatz. Trotz aller Unterschiede besitzen diese Beziehungsformen einige Gemeinsamkeiten.

Damit sich eine Beziehung entwickeln kann, muss man dem Gegenüber näherkommen. Dazu darf man keine Angst vor ihm haben. Gleichzeitig muss man lernen, die andere Person gut wahrzunehmen und zu verstehen. Dies geschieht über Riechen, Hören oder Sehen, wobei Letzteres beim Menschen wohl die wichtigste Rolle spielt.

In den verschiedenen Arten von Beziehungen wird durch die Nähe das Belohnungssystem des Körpers aktiviert. Stress und Anspannung werden vermindert. Mit der Zeit verbindet man diese Reaktionen automatisch mit der betreffenden Person. Damit genügt dann die bloße Anwesenheit dieser Person, um die positiven Reaktionen auszulösen.

Die positiven Effekte dauern jedoch nicht unbegrenzt an. Sie verlieren sich, wenn die Beziehungspartner getrennt werden. Das führt zu „Entzugserscheinungen", ausgelöst durch die abnehmende Aktivität im Belohnungssystem, aber auch in den Mechanismen, die Ruhe, Frieden und Entspannung erzeugen. Dies zieht die Beziehungspartner, die dem Unbehagen, der Angst und der Anspannung entgegenwirken wollen, wieder zueinander hin.

Ist der Beziehungspartner unerreichbar, verstärken sich die negativen Gefühle, und die verlassene Person wird alles daransetzen, den entbehrten Menschen zurückzubekommen. Oder sie gibt auf und trauert um den verlorenen Partner.

## 11.1 Oxytocin – ein Schlüssel

All diesen zentralen Beziehungsaspekten liegen physiologische Prozesse zugrunde. Eine Schlüsselrolle beim Schaffen und Aufrechterhalten von Beziehungen spielt das Oxytocin, welches ein Teil unseres Säugetiererbes ist. Wenn Menschen sich näherkommen, verstärkt Oxytocin den Wunsch nach Interaktion und vermindert die Angst vor dem anderen. Zudem hilft es beim Einprägen persönlicher Merkmale, wie der äußeren Erscheinung, dem Klang der Stimme oder dem Geruch.

Hat sich zwischen Individuen Nähe entwickelt, erzeugt Oxytocin ein Gefühl von Wohlbehagen und Entspannung, indem es das Belohnungssystem aktiviert und die Aktivität im Stresssystem drosselt. Nach einiger Zeit ist der unmittelbare Kontakt nicht mehr erforderlich. Es genügt, die andere Person zu sehen oder zu hören, oder schließlich auch nur, ihr „inneres Bild" heraufzubeschwören, um sich gut und ruhig zu fühlen. Die mit dem Oxytocin verbundenen Effekte werden in diesem Fall also bereits durch „indirekte" Stimulation ausgelöst.

Unsere Erfahrungen mit vergangenen und gegenwärtigen Beziehungen, gleich ob positiv oder negativ, wirken sich in gewissem Umfang auf die zukünftigen aus. Je mehr positive Beziehungen wir gehabt haben, desto größer ist die Wahrscheinlichkeit, dass das auch für unsere Beziehungen in der Zukunft gilt.

Besonders starken Einfluss haben unsere frühen Beziehungen. Je mehr Trennungen wir in unserer Kindheit und Jugend erlitten haben, desto mehr Beziehungsängste entwickeln wir als Erwachsene und desto schmerzlicher erleben wir Trennungen. Waren die Beziehungen zu Beginn unseres Lebens durch Ruhe und Vertrauen geprägt, stehen die Chancen nicht schlecht, dass das auch im Erwachsenenleben so sein wird. Der Grund dafür ist, dass die mit den positiven oder negativen Erfahrungen einhergehenden physiologischen Prozesse verstärkt werden. So tragen früh erlebte gute Beziehungen zur Stärkung des Oxytocinsystems bei.

## 11.2 Fehlende Beziehungen und Drogen

Was aber tun Menschen, die keine guten Beziehungserfahrungen gemacht haben und denen es daher schwerfällt, Kontakte zu knüpfen? Oft löst das Leben das Problem, indem neue positive Erfahrungen die schlimmen Erinnerungen auslöschen. Dennoch gibt es Menschen, die ihr Leben lang Schwierigkeiten mit Beziehungen haben.

Eine ziemlich schlechte und destruktive Lösung ist es, Beziehungsprobleme durch die Einnahme verschiedenartiger Drogen lindern zu wollen. Dass entsprechende Schwierigkeiten häufig zu Drogenmissbrauch führen, ist bekannt.

Im Rahmen von Beziehungen sorgt Oxytocin über das Belohnungssystem dafür, dass wir uns zufrieden und glücklich fühlen. Ist es für Personen, die sich nicht gut auf Beziehungen einlassen können, dann nicht ganz natürlich, diese Effekte auf andere Weise erzielen zu wollen? Das kann durch Alkohol sein, aber beispielsweise auch durch Cannabis, Kokain, Morphin oder Amphetamine. Diese Drogen haben etwas mit Beziehungen gemeinsam: Sie aktivieren das körpereigene Belohnungssystem, allerdings auf stärkere und unnatürliche Weise. Daher kann man von Drogen leicht abhängig werden.

Verschiedene Arten von Drogen haben unterschiedliche Wirkungen. Einige wirken stimulierend, andere hingegen beruhigend. So erzeugt Ecstasy äußerst angenehme Gefühle und in dieser Welt ohne Grenzen scheint plötzlich jeder ein guter Freund zu sein. Wie neue Forschungsergebnisse zeigen, bildet Oxytocin auch in der Wirkungskette von Ecstasy ein wichtiges Glied, indem es das Belohnungssystem aktiviert. Das Problem ist nur: Ecstasy ist gefährlich, es macht süchtig und kann das Belohnungssystem dauerhaft schädigen.

## 11.3 Oxytocin als Medizin

Viele Menschen haben Schwierigkeiten im Bereich ihrer sozialen Beziehungen. Hierbei können unterschiedliche Ursachen wie beispielsweise die genetische Veranlagung, (frühe) ungünstige Erfahrungen in Zusammenhang mit Nähe und Körperkontakt, frühe Infektionen oder auch Traumata eine Rolle spielen. Könnte Oxytocin nicht die ideale Medizin für diese Menschen sein? Eine Substanz, die Angst nimmt, soziales Verhalten fördert und Vertrauen einflößt, die uns Wohlbefinden verschafft und dazu beiträgt, dass wir ruhig, entspannt und gesund werden?

Tatsächlich ist Oxytocinspray in vielen Ländern bereits als Arzneimittel erhältlich. Chemisch gesehen ist das als Spray oder über eine Infusion gegebene Oxytocin identisch mit dem Oxytocin, das im Hypothalamus von Säugetieren einschließlich des Menschen gebildet wird.

## Angst, Autismus, Schizophrenie

In den letzten Jahren hat man damit begonnen zu untersuchen, inwieweit sich die positiven Auswirkungen des Oxytocins für die Therapie unterschiedlicher psychischer Störungen nutzen lassen. So gibt es erste Hinweise darauf, dass Oxytocin **Angsttherapien** generell erleichtert und beschleunigt. Besonders erfolgversprechend scheint die Unterstützung durch Oxytocin bei der Behandlung sozialer Ängste. Sozial ängstliche Menschen zeigen unter anderem eine besonders starke Aktivierung ihrer Amygdala, wenn sie Gesichter sehen, die Ärger oder Angst ausdrücken. Dies erklärt, warum die Betroffenen auf entsprechende soziale Signale stärker als andere Menschen mit Ängstlichkeit und Vermeidungsverhalten reagieren und in der Folge soziale Situationen insgesamt eher vermeiden. Erste Studien konnten zeigen, dass Oxytocin bei sozial ängstlichen Menschen diese starke Reaktion der Amygdala bei ärgerlichen oder ängstlichen Gesichtern vermindert und in den Normalbereich verschiebt. Es wurde auch beobachtet, dass durch das Oxytocin der hemmende Einfluss bestimmter Bereiche des Frontalcortex auf die Amygdala erhöht wird.

Auch bei **autistischen Störungen** spielt Angst vor anderen Menschen eine wichtige Rolle. Dies beinhaltet auch Angst bzw. unangenehme Gefühle in Zusammenhang mit Berührung, Körperkontakt und Blickkontakt. Gleichzeitig fällt es diesen Menschen schwer, die Gefühle anderer zu erfassen und eigene Gefühle angemessen auszudrücken. In Abschn. 7.1 wurde bereits beschrieben, wie sich viele dieser Besonderheiten, die mit autistischen Störungen einhergehen, durch das oxytocinhaltige Nasenspray verbesserten.

Insgesamt wird Oxytocin als sehr vielversprechend in der Therapie von Autismus angesehen.

Bei Patienten mit Schizophrenie zeigen ebenfalls erste Studien vor allem bezüglich sozialer Kompetenzen positive Effekte des Oxytocins.

## Indirekte Effekte

Es gibt bereits Arzneimittel, die die Effekte von Oxytocin indirekt nutzen. Einige Medikamente zur Behandlung von Angststörungen und Depressionen lösen die Freisetzung von Oxytocin und somit dessen Wirkungen aus, wie beispielsweise die selektiven Serotonin-Wiederaufnahmehemmer (SSRI), die Angst reduzieren und zugleich die soziale Kompetenz fördern. Auch einige Medikamente, mit denen man Schizophrenie behandelt, lassen den Oxytocinspiegel steigen und verbessern hierüber vor allem die Fähigkeit zu sozialer Interaktion. Oxytocin beeinflusst die Ausschüttung anderer Neurotransmitter wie Serotonin und Dopamin. Da diese Substanzen allerdings ihrerseits die Freisetzung von Oxytocin begünstigen, ist schwer zu sagen, welche von ihnen die Henne und welche das Ei ist. Alles spricht jedoch dafür, dass Oxytocin eine sehr wichtige Rolle bei der Wirkungsweise dieser Arzneimittel spielt.

## Probleme und Gefahren

Bei Medikamenten, die auf dem Oxytocinprinzip beruhen, gilt es jedoch, auch die Gefahren zu sehen. Die Substanz übt einen tief greifenden Einfluss auf das menschliche Verhalten aus, und zwar ohne dass man dies bewusst steuern kann. Oxytocin macht Menschen nicht nur ruhiger und weniger ängstlich, sondern auch vertrauensvoller und großzügiger. Dies ist für enge Beziehungen gut, in denen die Betroffenen einander kennen und sich daher vertrauen dürfen, oder auch für Sonderfälle, in denen es von Nutzen ist, einer unbekannten Person zu vertrauen, deren Hilfe man braucht.

Für Personen, die mit Oxytocin behandelt werden, können die genannten Effekte jedoch auch eine Gefahr darstellen. Es kann ungünstige Folgen haben, wenn man in der falschen Situation Großzügigkeit und Vertrauen entwickelt. Wie zu Beginn von **Kap. 8** erwähnt, investierten Männer, die Oxytocinspray erhalten hatten und daher ihren Mitspielern vertrauten, bei einem Computerspiel mehr Geld als Personen, denen man kein Oxytocin verabreicht hatte. Das Maß an Großzügigkeit und Vertrauen lässt sich sozusagen nicht durch den gesunden Menschenverstand oder unseren bewussten Willen beeinflussen. Es ist leider nicht immer ratsam, nett zu sein. Vielleicht bedauern wir es hinterher oder werden sogar von anderen übervorteilt.

In diesem Zusammenhang gilt es, auch Folgendes zu bedenken: *Das körpereigene Oxytocinmolekül ist sehr kurzlebig.* Im Blutkreislauf überlebt es nur rund 20 Minuten, im Gehirn möglicherweise etwas länger. Vermutlich versucht die Natur auf diese Weise, die empfindlichen Mechanismen in Körper und Gehirn zu regulieren, die dem Einfluss von Oxytocin unterliegen. Dessen ungeachtet laufen Experimente zur Erzeugung von Oxytocinmolekülen, die nicht so schnell abgebaut werden können. Dies wäre für Therapien ein großer Fortschritt. Zweifellos sollte man jedoch auch darüber diskutieren, ob solche Moleküle nur Vorteile haben.

Was geschieht, wenn das Oxytocinmolekül manipuliert wird und sehr viel länger erhalten bleibt? Niemand weiß es, aber höchstwahrscheinlich werden die Effekte des natürlichen Oxytocins verstärkt und für die betreffenden Personen wird es noch schwieriger, die auftretenden Effekte zu steuern, weil sie unbewusst wirken. Angesichts der möglichen Langzeitwirkungen auf das soziale Verhalten und die Fähigkeit, mit Stress umzugehen, kann man nur hoffen, dass man solche Substanzen nicht gesunden Menschen aus Gründen verabreicht, die eher kosmetischer Natur sind. *Etwas ganz anderes ist es, wenn Personen mit einem unterentwickelten oder schwachen Oxytocinsystem die Substanz mit der stärkeren Wirkung erhalten.* In diesem Fall könnte sie äußerst hilfreich sein.

Am besten ist es jedoch, das körpereigene Oxytocin zu nutzen, indem man die Ausschüttung durch verschiedene Formen von Nähe, Berührung und vielleicht auch Wärme aktiviert. *Das körpereigene Oxytocin kann nicht überdosiert werden.* Die Natur hat ein feines Gleichgewicht zwischen „Belohnung" und „Entzug" eingerichtet, wenn Oxytocin in kurzen Schüben ausgeschüttet wird. Zudem sind all jene Menschen, die unseren Oxytocinspiegel steigen lassen, auch diejenigen, die uns am nächsten stehen. Daher dürfen wir ihnen mit gutem Grund vertrauen und großzügig zu ihnen sein.

## 11.4 Unser Oxytocinerbe und die Gesellschaft

Zu unserem Säugetiererbe gehören unser Oxytocinsystem und die damit verbundenen Wirkungen auf unser soziales Verhalten, unser Wohlbefinden, unsere Ruhe, unsere Stressresistenz sowie unsere Fähigkeit zu wachsen und zu heilen. Mithilfe von Oxytocin optimieren wir unsere Fähigkeit zur Interaktion mit unseren Eltern und Kindern, aber auch mit anderen Personen in der Schule oder am Arbeitsplatz. Wie in diesem Buch beschrieben, sorgen ähnliche Mechanismen für den Zusammenhalt von kleinen und großen Gruppen. Der Unterschied besteht darin, dass sich die Stärke der Bindungen in größeren Gruppen auf mehr Personen aufteilt.

Wir nehmen einander gut wahr, wir sind gerne zusammen und wir entwickeln Ruhe und Vertrauen, wenn eine Gruppe so funktioniert, wie sie sollte. Auch als Individuen und in unseren Beziehungen brauchen wir Oxytocin, um uns wohlzufühlen und gesund zu sein.

Doch die Gesellschaft braucht ebenfalls Oxytocin. Betrachten wir das Spektrum der Oxytocineffekte einmal aus gesellschaftlicher Perspektive, so könnte man sagen, dass es die Einheit des sozialen Organismus fördert – nicht durch körperliche Nähe, sondern über gemeinsame Werte. Durch Oxytocin entsteht ein Gefühl von Gemeinschaft und Vertrauen und somit auch ein größeres Verständnis für andere. Dies fördert eine Bereitschaft zu Verhandlung und Veränderung. Oxytocin wärmt und löst Verkrustungen auf „diplomatische Weise", ohne Hauen und Stechen. Man könnte behaupten, *dass Oxytocin friedliche Lösungen schafft.*

Eine hilfreiche Illustration stammt aus einer Bilderbuchgeschichte der schwedischen Autorin Elsa Beskow. Darauf sieht man Onkel Blau in seinem langen Mantel. Unter dem Bild steht die Frage: „Wer kann Onkel Blau seinen Mantel ausziehen?" Zuerst versucht ein starker Wind, ihm den Mantel vom Körper zu reißen. Doch der Wind hat keinen Erfolg, weil Onkel Blau den Mantel nur noch fester um sich zieht. Dann kommt die Sonne hervor und wärmt ihn mit ihren Strahlen. Da wird es Onkel Blau warm und er fühlt sich so wohl, dass er den Mantel selbst auszieht.

Oben haben wir beschrieben, wie sich die Rosen-Methode nutzen lässt, um ehemalige Feinde miteinander zu versöhnen. Wenn durch Nähe und Wärme Oxytocin freigesetzt wird, können wir das innere Bild der Person, die uns berührt, und unsere Reaktionen auf sie verändern.

Ein hoher Oxytocinspiegel könnte vielleicht noch weitere positive Auswirkungen auf gesellschaftlicher Ebene haben. Einige Wissenschaftler, darunter der Neuroökonom Paul Zak aus Kalifornien, schreiben dem Oxytocin mögliche positive Effekte auf die Ökonomie zu, weil es Vertrauen zwischen den Menschen erzeugt. Personen, die einander vertrauen, investieren möglicherweise mehr in fremde Unternehmen und unterzeichnen mehr Verträge, was das Wirtschaftswachstum ankurbeln würde. Wenn jeder Angst hat und seinen Mantel um sich schlingt wie Onkel Blau, wird die Welt zum Stillstand kommen. Paul Zak stützt seine Theorie mit dem Argument, dass Länder mit größerem wechselseitigen Vertrauen eine bessere Ökonomie vorweisen können als Länder, in denen man sich misstraut. Dennoch ist Vorsicht geboten. Man darf auch nicht zu großzügig und gutgläubig sein.

Hinzu kommt, dass sich gute Beziehungen in vielerlei Hinsicht positiv auf die Gesundheit auswirken – nicht zuletzt, weil konstruktive soziale Beziehungen jeglicher Art die Freisetzung von Oxytocin erhöhen. Demzufolge kann man besser mit Stress umgehen und das Risiko, kardiovaskuläre Erkrankungen zu entwickeln, nimmt ab. Auch der Magen-Darm-Trakt wird geschützt und es kommt seltener zu Angststörungen und Depressionen. Heil- und Erholungsprozesse beschleunigen sich und das Lernvermögen kann verbessert werden. All dies wirkt sich offenkundig günstig aus – nicht nur auf das Individuum, sondern auch auf die ganze Gesellschaft.

## Wird unser Oxytocinerbe genug stimuliert?

Wir sollten also unser Oxytocinerbe schützen und pflegen, nicht nur zu unserem Wohl und dem unserer Familie, sondern vielleicht auch, weil alle Menschen auf der Erde in Frieden und Harmonie miteinander leben könnten. Dennoch ist dieses Erbe heutzutage einem enormen Druck ausgesetzt.

Das beginnt schon bei der Geburt, wo die Nähe zwischen Eltern und ihren Babys die Entwicklung des Oxytocinsystems auf beiden Seiten fördert. Dieser natürliche Kontakt wird jedoch verhindert, wenn Mutter und Kind nach der Geburt getrennt werden, wie es vielerorts in Krankenhäusern üblich ist. In vielen Ländern wurde diese Nähe wiederhergestellt. Dennoch werden die frühen mit Oxytocin verbundenen Anpassungen nicht selten durch medizinische Eingriffe gestört.

## 11 Das Oxytocinerbe

Wir haben geschildert, wie eine Mutter sich während der Schwangerschaft auf das Muttersein vorbereitet und wie die Entbindung mit ihrem enormen Oxytocinanstieg bewirkt, dass sie sich in ihre neue Rolle hineinfindet. Die Aktivierung dieses „Säugetiererbes" erhöht die soziale Kompetenz der Mutter. Sie reagiert einfühlsamer auf die Signale des Neugeborenen und weiß intuitiv, wie sie sich ihrem Kind nähern muss. Sie entwickelt Liebe zu ihm und fühlt sich ihm nahe. Zudem wird sie ruhiger, aber auch wachsamer gegenüber allem, was ihrem Kind gefährlich werden könnte.

Wenn Mutter und Baby in den Stunden nach der Geburt Haut-zu-Haut-Kontakt haben, verstärkt sich dieser erste Moment der Liebe und prägt sich beiden gewissermaßen ein. Wie bereits dargestellt, hatten Mütter und Kinder, die diese frühe Nähe erfahren hatten, ein Jahr nach der Geburt einen besseren Kontakt zueinander und verstanden sich besser als Mütter und Kinder ohne diese Erfahrung. Die Sensibilität der Mutter für die Signale des Kindes war größer und dem Kind gelang es besser, ruhig und ungestresst zu bleiben. Die durch das Oxytocin vermittelte Aktivierung von sozialer Interaktion, Ruhe und Frieden wurde dauerhaft, weil die verschiedenen hormonellen und neurogenen Mechanismen, die das Lernen erleichtern, während und unmittelbar nach der Entbindung verstärkt werden.

Alle Mütter, Väter und Babys profitieren von einem frühen und lang andauernden Haut-zu-Haut-Kontakt, da er ihnen den guten und natürlichen Zugang zueinander erleichtert. Vielleicht ist unser „Säugetiererbe" heute sogar noch bedeutsamer, weil gerade junge Mütter nur noch selten ihre eigenen Mütter oder andere ältere weibliche Verwandte in der Nähe haben. Vielen von ihnen fehlt das Wissen über Entbindung und Mutterschaft, das früher von den älteren Frauen an die nächste Generation überliefert wurde. Deshalb ist es umso wichtiger, auf intuitive, natürlich mitgegebene Verhaltensmuster zurückgreifen zu können.

## Bedeutung für die kommende Generation

Dass das bei der Geburt freigesetzte Oxytocin die Fähigkeit zur sozialen Interaktion und die Stressresistenz stärkt, ist möglicherweise sogar für die nachfolgenden Generationen von Bedeutung.

Denken wir noch einmal an die Experimente mit den Rattenjungen zurück, die in ihrer ersten Lebenswoche von ihren Müttern besondere Fürsorge in Form von mehr Berührungen erfahren hatten. Als ausgewachsene Tiere waren sie weniger ängstlich, sozialer und stresstoleranter, was teilweise auf die Förderung der Aktivität im Oxytocinsystem der Jungtiere zurückzuführen war. Weil bestimmte Gene schon sehr früh aktiviert worden waren, hielten die Effekte das ganze Leben hindurch an. Langfristig war jedoch am wichtigsten, dass sich die Ratten, die zu Beginn ihres Lebens besonders umsorgt worden waren, auch fürsorglicher um ihre eigenen Jungen kümmerten als die Rattenmütter, die diese Erfahrung nicht gemacht hatten. Auf diese Weise wurden die guten mütterlichen Eigenschaften von einer Generation zur nächsten weitergegeben. Sicher gehen Menschen, die als Neugeborene viel Nähe erleben, später ebenfalls besonders fürsorglich mit ihren Kindern um. Sicher übermitteln auch wir die in unserem Säugetiererbe verankerten fürsorglichen Eigenschaften an die nächste Generation.

## Die Freisetzung von Oxytocin kann beeinträchtigt werden

Die Art der Geburt sowie schmerzstillende Maßnahmen, die entbindenden Müttern heute zur Verfügung stehen, können die Ausschüttung von Oxytocin bei der Geburt und somit vielleicht auch die Interaktion der Mütter mit ihren Kindern beeinträchtigen. Natürlich steht es außer Frage, dass auch Frauen mit Kaiserschnitt, Periduralanästhesie und Oxytocininfusionen mütterliche Gefühle haben und einfühlsam mit ihren Babys umgehen können. Möglicherweise haben sie schon einmal entbunden und diese Fähigkeiten wurden bereits aktiviert. Zudem entwickeln sich diese Gefühle, weil Oxytocin auch durch die Nähe zum Neugeborenen und vor allem durch das Stillen freigesetzt wird.

Wenn Mütter ihren Neugeborenen nach der Geburt nahe sein dürfen, wenn man sie über die große Bedeutung von Nähe und Stillen informiert und wenn sie über einen langen Zeitraum Erziehungsurlaub nehmen und sich zu Hause um ihre Kinder kümmern können, wirkt man den negativen Folgen eines möglichen Oxytocinmangels bei der Entbindung entgegen.

Was aber geschieht in Ländern, in denen die Mütter ihre Kinder nach der Geburt nicht bei sich haben, in denen sie nicht stillen und überdies fast umgehend wieder an ihren Arbeitsplatz zurückkehren müssen? Wird es demnach irgendwann verschiedene Arten von Müttern geben? Und langfristig demzufolge auch verschiedene Arten von Kindern? Über diese Dinge muss man nachdenken – umso mehr, als in zahlreichen Ländern Kaiserschnittgeburten,

Periduralanästhesien oder Oxytocininfusionen bei Vaginalgeburten häufiger werden.

Möglicherweise sollte man auch die Folgen einer mangelnden Oxytocinstimulation auf der gesellschaftlichen Ebene untersuchen. Denkbar wäre eine leichte Schwächung der mütterlichen Anpassungen und infolgedessen der Fähigkeit des Kindes zu sozialen Beziehungen und Liebe sowie vielleicht sogar zur Stress- und Schmerzbewältigung. Wie wird sich das nach zehn, hundert oder tausend Generationen auf die Menschheit auswirken, wenn diese Fähigkeiten bei der Geburt nicht „angestoßen" werden? Es besteht das Risiko, dass die mit Oxytocin verknüpften psychologischen und physiologischen Anlagen des Menschen allmählich schwinden. Wir wird es dann um Menschlichkeit und Liebe bestellt sein und um die Kooperation innerhalb der Familie, im Beruf, innerhalb eines Landes und zwischen den Staaten? Kann es sich unsere Welt leisten, diese natürliche Stimulation der guten Kräfte in uns, die uns die Freisetzung von Oxytocin bei der Geburt bietet, ungenutzt zu lassen?

## 11.5 Die zerfallene Familie

Während der ersten Lebensjahre sind sich Eltern und Kinder möglicherweise nicht immer so nah, wie sie könnten. Das hat nicht zuletzt praktische Gründe, weil die gemeinsam verbrachte Zeit vielleicht nicht ausreicht, wenn beide Eltern berufstätig sind. Insgesamt hat die Bedeutung der Familie abgenommen und Trennungen sind häufiger geworden. Unsere Kultur ermuntert uns und insbesondere die Frauen, unabhängig zu sein, viel zu arbeiten und erfolgreich zu sein – manchmal zulasten von Beziehungen. Zahlreiche Menschen leben als Singles, vor allem in Großstädten, obwohl viele von ihnen eigentlich gar nicht so leben möchten. Der Trend zu kleineren Familien führt dazu, dass viele Menschen im Alter in großer Einsamkeit leben.

Neben den Eltern sind Großeltern, Geschwister und andere Verwandte früher für die meisten Menschen ihr Leben lang eine wichtige Bezugsgröße und ein Sicherheitsfaktor gewesen. In unserer Zeit und Kultur sind Großfamilien, in denen Großeltern, Geschwister und andere Verwandte zusammenleben, mehr oder weniger verschwunden. Zudem gibt es neben dem klassischen Paar oder der Kleinfamilie nun häufig andere Lebensgemeinschaften. Oft werden die biologischen Eltern durch „Ersatzeltern" ergänzt, etwa durch Erzieherinnen im Kindergarten oder andere Bezugspersonen. Man geht davon aus, dass sich durch den wiederholten Kontakt mit derselben Person oder denselben Personen – seien es Verwandte oder nicht – beim Kind mit der Zeit das Gefühl von Sicherheit und Vertrauen entwickelt. Das Wichtigste ist, dass diese Beziehungen durch Beständigkeit und Regelmäßigkeit geprägt sind.

## Schafft weniger Nähe in der Familie Unsicherheit?

Nach allem bisher Gesagten stellt sich die Frage, ob die beschriebenen Veränderungen in Familienstruktur und Lebensweise in gewissem Umfang das Wohlbefinden und das Sicherheitsgefühl des heutigen Menschen beeinträchtigen. Wir genießen einen hohen Lebensstandard, wir ernähren uns gut und sind gesundheitsbewusst. Die meisten Kinder haben ein eigenes Zimmer und vielleicht auch einen eigenen Fernseher oder Computer. Alle Kinder besuchen die Schule und die meisten Erwachsenen gehen viele Jahre ihres Lebens einer Arbeit nach.

Wenn wir krank sind, hilft uns das Gesundheitswesen. Tuberkulose und andere Infektionskrankheiten sind infolge der Eindämmung der Überbevölkerung und verbesserter Hygienestandards selten geworden. Dennoch treten immer häufiger psychische Erkrankungen auf, die besonders unter jungen Frauen verbreitet sind. Viele Menschen fühlen sich leer, unsicher und entwurzelt, obwohl sie materiell abgesichert und vielleicht auch in ihrer Ausbildung und im Beruf erfolgreich sind.

Hierfür gibt es natürlich viele Erklärungen. In den letzten Jahrzehnten ist der Stresspegel enorm gestiegen. Überall klingeln Telefone und über E-Mail und andere Kommunikationstechniken ist man von vielen Menschen überall und zu jeder Tages- und Nachtzeit zu erreichen. Jede Minute ist kostbar, sei es für Arbeit, Familie oder Freizeit. Doch diese Gleichung geht nicht für jeden auf. Die Anforderungen und das Tempo sind für einige von uns einfach zu hoch und führen zu Zusammenbrüchen.

Doch könnte sich hinter dieser neuen Unsicherheit noch ein anderer Faktor verbergen? Hatten der geringere finanzielle Wohlstand, das Leben in einer Großfamilie und die Überbevölkerung vielleicht auch unsichtbare positive Auswirkungen? Wurde das mit Berührung verbundene Gefühl von Sicherheit bei Kindern stärker aktiviert, wenn sie im selben Raum wie ihre Eltern oder Geschwister lebten und möglicherweise sogar jahrelang ein Bett mit ihnen teilten?

War es vielleicht nicht nur lästig, in jungen Jahren ständig jemanden um sich zu haben? Schufen die große Bevölkerungszahl und das Fehlen moderner Technik möglicherweise eine Überfülle an Nähe, Wärme und Berührungen, die eine Art Urvertrauen wachsen ließ, das kein materieller Überfluss und kein beruflicher Erfolg im späteren Leben jemals erzeugen können?

## Der automatisierte und anonyme Arbeitsplatz

Nicht nur innerhalb der Familie hat sich ein bedeutender Wandel vollzogen. Auch das Arbeitsklima ist in vielen Berufszweigen rauer geworden. Das Tempo hat sich verschärft und ein Großteil der Arbeit wird alleine vor dem Computer erledigt. Die Beziehung zum Computer, jenem oft so heiß geliebten Gerät, oder zu den Personen, mit denen man über den Computer kommuniziert, ist letztlich doch eine andere als zu Menschen, die sich im selben Raum aufhalten, weil dann alle Sinne an der Kommunikation beteiligt sind.

Die Zeiten, in denen man beim Kaffee im Pausenraum lange Gespräche führte, sind vorüber, dafür ist buchstäblich keine Zeit mehr. Am besten holt man sich den Kaffee aus dem Automaten und trinkt ihn beim Tippen am Schreibtisch. Angesichts starker Konkurrenz und geringer Arbeitsplatzsicherheit ist es ganz natürlich, sich durchzuboxen, vielleicht manchmal sogar auf Kosten anderer. Auch das trägt zur zunehmenden Vereinsamung bei.

Jede Umstrukturierung erzeugt Chaos, und wenn man den Durchblick nicht hat und der Wandel nicht für jeden transparent gemacht wird, verstärkt sich bei vielen Arbeitnehmern naturgemäß dieses Gefühl von Einsamkeit und Entfremdung. Fehlen überdies Anerkennung und Unterstützung vonseiten der Geschäftsführung, schwinden rasch die vom Oxytocin erzeugten positiven Kräfte. Wird man hingegen wahrgenommen, mit seiner Leistung anerkannt und sieht einen Sinn in seiner Arbeit, ist man auch bereit, zu tun, was nötig ist. An vielen Arbeitsplätzen erkennt man allmählich, dass ein gutes Oxytocinklima für den Zusammenhalt, die Zufriedenheit und somit auch für die Arbeitsleistung extrem wichtig ist, und bemüht sich, aktiv etwas dafür zu tun.

## 11.6 Wie schützen wir unser Oxytocinerbe?

Wenn wir nun erkannt haben, dass es wichtig ist, unser Oxytocinsystem zu pflegen, damit es durch den Mangel an Zeit für Beziehungen, durch all den Stress und all die Anforderungen, die uns zu Selbstständigkeit, Wettbewerbsdenken und Unabhängigkeit treiben, keinen Schaden nimmt – was müssen wir tun?

Am wichtigsten ist es, mehr über das Oxytocinsystem zu wissen, das bewirkt, dass wir uns besser fühlen und sowohl in unserer kleinen Welt als auch in unserem weiteren Umfeld bessere Beziehungen aufbauen. Wir sollten uns bewusst sein, dass unser moderner Lebensstil unser unsichtbares Oxytocinerbe schädigen kann, weil ein Großteil der Nähe, die uns in der Vergangenheit von Natur aus zur Verfügung stand, verschwunden ist. Wir können jedoch auch lernen, wie jeder Einzelne von uns dazu beitragen kann, die Wirksamkeit jenes Erbes zu verstärken.

Das beginnt schon bei der Geburt, Die Nähe zwischen Eltern und Kind ist von unermesslicher Bedeutung. Falls der sofortige Kontakt durch einen Kaiserschnitt, eine bestimmte Form der Anästhesie oder eine notwendige medizinische Versorgung, beispielsweise bei Frühgeborenen, unmöglich gemacht wird, lässt sich das durch besonders viel Nähe in der Zeit danach wieder ausgleichen.

Berührung jeder Art ist gut und fördert die Entwicklung des Oxytocinsystems. Das wissen die meisten – doch ihnen ist oft nicht klar, dass es sich dabei um so simple Dinge handeln kann, wie bei unseren fernsehenden Kindern zu sitzen oder ein Weilchen ihren Rücken zu massieren, bevor sie einschlafen.

In diesem Buch wurde eine Studie dargestellt, bei der in Tagesstätten betreute Kinder während der Mittagspause Massagen erhielten. Bereits nach sechs Monaten zeigten sich deutliche Erfolge, obwohl die Kinder jeweils nur rund zehn Minuten massiert wurden. Offensichtlich genügen relativ kurze Zeitspannen mit zusätzlicher Berührung, solange sie einigermaßen häufig und regelmäßig erfolgen.

Die Untersuchungsergebnisse erlauben noch einen weiteren Schluss: Unsere übliche Ration Nähe pro Tag muss ausgesprochen klein sein, denn sonst würde die kurze Zeit mit zusätzlicher Berührung von nur zehn Minuten täglich nicht dafür ausreichen, sich so positiv auf das Verhalten der Kinder auszuwirken. Ohne dass wir es bemerkt und gewollt haben, hat unsere gewandelte Lebensweise das Konto der Nähe geleert. Unser „Hauthunger" wird einfach nicht mehr gestillt!

Vielerorts hat man in Kindergärten und Kinderkrippen verschiedene Formen von Massagen eingeführt. Das hat oft hervorragende Ergebnisse erbracht und wird sicher noch mehr Verbreitung finden, vielleicht sogar in Schulen. Natürlich muss es sich dabei um sehr sanfte Massagen handeln, die große Sorgfalt und das Einhalten strikter Regeln verlangen.

Für Erwachsene ist es durchaus sinnvoll, sich gelegentlich von einer ausgebildeten Person berühren oder massieren zu lassen. In der Altenpflege, im Hospiz und selbst auf Notfall- oder Intensivstationen werden Patienten zunehmend mit Berührung oder leichter Massage behandelt. Viele der berührungshungrigen alten und kranken Menschen genießen diese wohltuenden Momente nicht nur, sondern werden überdies wacher und bauen Ängste ab. Auch die Beziehung zwischen Personal und Patienten verbessert sich, weil beide Seiten positiv beeinflusst werden. Zukünftig wird es zweifellos sehr viel mehr Angebote zur Berührungstherapie im Pflegewesen geben.

Sich beim Friseur die Haare schneiden oder bei der Kosmetikerin die Haut pflegen zu lassen oder sich mit einer duftenden Lotion einzucremen, ist nicht nur schön, sondern auch gesund. Dazu braucht man nicht unbedingt immer andere Menschen. In gewissem Umfang kann man seinen Oxytocinhaushalt auch selbst durch die Pflege von Haut und Körper in Schwung bringen.

Vielleicht sollte man auch darüber nachdenken, einen Hund oder ein anderes Haustier anzuschaffen, das die Kinder begrüßt, wenn sie aus der Schule kommen und Mama und Papa noch bei der Arbeit sind. Zahlreiche Untersuchungen haben gezeigt, dass die soziale Kompetenz der Kinder von einem Haustier profitiert. Wie gesehen, kann ein Haustier zudem ihr Konzentrationsvermögen, etwa bei den Hausaufgaben, verbessern. Auch Reiten und das Versorgen von Pferden fördern die Beziehungsfähigkeit und sind besonders bei jungen Mädchen sehr beliebt.

Zu schwimmen, zu baden und sich von der (nicht zu starken) Sonne bescheinen zu lassen, sind ebenfalls Balsam für Körper und Seele und werden von vielen Menschen genossen. Auch der Aufenthalt in der Natur ist heilsam. Viele Leute fühlen sich deutlich besser, wenn sie im Garten gearbeitet haben. Dabei werden viele Sinne stimuliert – durch das Berühren von Pflanzen und Erde, durch Sonne und Wind sowie die Gedanken und Fantasien über die Schönheit der Pflanzen und den ewigen Kreislauf des Lebens. Gravierende Erschöpfungszustände lassen sich mit einer Gartentherapie beheben, wie Patrik Grahn und Inga-Lena Bengtsson von der Schwedischen Universität für Agrarwissenschaften nachgewiesen haben.

Es tut gut, körperlich aktiv zu sein oder einfach nur einen Spaziergang zu machen und sich dabei zu unterhalten. Tanzen, vor allem mit einem Partner, empfinden viele als wunderbar wohltuend und beglückend – wegen der Bewegung und auch wegen der Nähe.

Man sollte sich immer wieder vor Augen führen, wie wichtig es ist, etwas mit anderen Menschen gemeinsam zu tun und nicht immer nur allein vor dem Computer zu sitzen. Musik hören, ins Theater oder zur Kirche gehen, Bücher lesen oder Kunst betrachten tun gut und unterstützen zweifellos die Wirkung von Oxytocin. Das Singen in einem Chor lässt nachweislich den Oxytocinspiegel ansteigen, beschert vielen Menschen große Freude und stärkt das Gemeinschaftsgefühl.

Könnte auch die Ernährung für den Oxytocinhaushalt von Bedeutung sein? Warme Speisen sind vermutlich besser als kalte, und Nahrungsmittel, die fett- und proteinreich sind, kurbeln die Ausschüttung von Oxytocin stärker an als Kohlenhydrate – ein Grund mehr, Fett nicht ganz vom Speiseplan zu verbannen.

Demzufolge bieten sich unzählige kleine Schritte an. Wofür man sich entscheidet, hängt unter anderem davon ab, wer man ist und wie man lebt. Entscheidend ist, sich klarzumachen, dass Berührung und Nähe wichtig sind. Vielleicht verschreiben Ärzte in Zukunft Berührungen, so wie sie jetzt schon Krankengymnastik verschreiben.

Die Botschaft dieses Buches lautet: *Wir brauchen Oxytocin für unser Wohlbefinden, für unsere Gesundheit und für unsere Beziehungen.* Unser Oxytocinhaushalt wird durch Nähe gespeist. Indem wir unser Oxytocinerbe pflegen und kultivieren, können wir nicht nur unser Verhältnis zu den Menschen in unserem engeren Umfeld festigen, sondern auch Beziehungen auf gesellschaftlicher Ebene. Wenn wir das Gemeinschaftsgefühl stärken, verbessern wir die Chancen auf friedliche Lösungen von Konflikten und können gemeinsam Verantwortung für die Ressourcen unserer Erde übernehmen.

## Weiterführende Literatur

Acheson D, Feifel D, de Wilde S, McKinney R, Lohr J, Risbrough V (2013) The effect of intranasal oxytocin treatment on conditioned fear extinction and recall in a healthy human sample. Psychopharmacology (Berl) 229(1):199–208

Aoki Y, Yahata N, Watanabe T, Takano Y, Kawakubo Y, Kuwabara H, Yamasue H (2014) Oxytocin improves behavioural and neural deficits in inferring others' social emotions in autism. Brain 137(Pt 11):3073–3086

Aoki Y, Watanabe T, Abe O, Kuwabara H, Yahata N, Takano Y, Yamasue H (2015) Oxytocin's neurochemical effects in the medial prefrontal cortex underlie recovery of task-specific brain activity in autism: a randomized controlled trial. Mol Psychiatry 20(4):447–453

Boucher M, Nimrod CA, Tawagi GF, Meeker TA, Rennicks White RE, Varin J (2004) Comparison of carbetocin and oxytocin for the prevention of postpartum hemorrhage following vaginal delivery: a double-blind randomized trial. J Obstet Gynaecol Can 26:481–488

Burnham TC (2007) High-testosterone men reject low ultimatum game offers. Proc R Soc Biol Sci 274:2327–2330

Bystrova K, Ivanova V, Edhborg M, Matthiesen AS, Ransjö-Arvidson AB, Mukhamedrakhimov R, Uvnäs Moberg K, Widström AM (2009) Early contact versus separation: effects on mother–infant interaction one year later. Birth 36:97–109

Caldwell HK, Stephens SL, Young WS III (2008) Oxytocin as a natural antipsychotic: a study using oxytocin knockout mice. Mol Psychiatry 14:190–196

Davis MC, Lee J, Horan WP, Clarke AD, McGee MR, Green MF, Marder SR (2013) Effects of single dose intranasal oxytocin on social cognition in schizophrenia. Schizophr Res 147(2–3):393–397

Ditzen B, Schaer M, Gabriel B, Bodenmann G, Ehlert U, Heinrichs M (2009) Intranasal oxytocin increases positive communication and reduces cortisol levels during couple conflict. Biol Psychiatry 65:728–731

Dodhia S, Hosanagar A, Fitzgerald DA, Labuschagne I, Wood AG, Nathan PJ, Phan KL (2014) Modulation of resting-state amygdala-frontal functional connectivity by oxytocin in generalized social anxiety disorder. Neuropsychopharmacology 39(9):2061–2069

Domes G, Kumbier E, Heinrichs M, Herpertz SC (2013) Oxytocin promotes facial emotion recognition and amygdala reactivity in adults with Asperger syndrome. Neuropsychopharmacology 39:698–706

Eckstein M, Hurlemann R (2013) Oxytocin: evidence for a therapeutic potential of the social neuromodulator. Nervenarzt 84(11):1321–1328

Eckstein M, Becker B, Scheele D, Scholz C, Preckel K, Schlaepfer TE, Hurlemann R (2014) Oxytocin facilitates the extinction of conditioned fear in humans. Biol Psychiatry

Gorka SM, Fitzgerald DA, Labuschagne I, Hosanagar A, Wood AG, Nathan PJ, Phan KL (2015) Oxytocin modulation of amygdala functional connectivity to fearful faces in generalized social anxiety disorder. Neuropsychopharmacology 40(2):278–286

Grahn P, Tenngart Ivarsson C, Stigsdotter UK, Bengtsson I-L (2010) Using affordances as a health-promoting tool in a therapeutic garden. In: Ward Thompson C, Aspinall P, Bell S (Hrsg) Innovative approaches to researching landscape and health. Taylor & Francis, London

Grape C, Sandgren M, Hansson LO, Ericson M, Theorell T (2003) Does singing promote well-being?: an empirical study of professional and amateur singers during a singing lesson. Integr Physiol Behav Sci 38:65–74

Hegner P (2008) Leken som berör; sagor, lekar, sånger och ramsor till massage. Natur & Kultur, Stockholm

Heinrichs M, Gaab J (2007) Neuroendocrine mechanisms of stress and social interaction: implications for mental disorders. Curr Opin Psychiatry 20:158–162

Hollander E, Novotny S, Hanratty M, Yaffe R, DeCaria CM, Aronowitz BR, Mosovich S (2003) Oxytocin infusion reduces repetitive behaviors in adults with autistic and Asperger's disorders. Neuropsychopharmacology 28:193–198

Hollander E, Bartz J, Chaplin W, Phillips A, Sumner J, Soorya L, Anagnostou E, Wasserman S (2007) Oxytocin increases retention of social cognition in autism. Biol Psychiatry 15:498–503

Huotari A, Herzig KH (2008) Vitamin D and living in northern latitudes—an endemic risk area for vitamin D deficiency. Int J Circumpolar Health 67:164–178

Insel TR (2003) Is social attachment an addictive disorder? Physiol Behav 79:351–357

Kanat M, Heinrichs M, Schwarzwald R, Domes G (2015) Oxytocin attenuates neural reactivity to masked threat cues from the eyes. Neuropsychopharmacology 40(2):287–295

Labuschagne I, Phan KL, Wood A, Angstadt M, Chua P, Heinrichs M, Nathan PJ (2010) Oxytocin attenuates amygdala reactivity to fear in generalized social anxiety disorder. Neuropsychopharmacology 35(12):2403–2413

Macdonald K, Feifel D (2013) Helping oxytocin deliver: considerations in the development of oxytocin-based therapeutics for brain disorders. Front Neurosci 7:35

Marazziti D, Catena Dell'Osso M (2008) The role of oxytocin in neuropsychiatric disorders. Curr Med Chem 15:698–704

Neumann ID, Landgraf R (2012) Balance of brain oxytocin and vasopressin: implications for anxiety, depression, and social behaviors. Trends Neurosci 35(11):649–659

Odent M (2007) When love hormones become useless. Midwifery Today Int Midwife 22:66

Ohlsson B, Truedsson M, Bengtsson M, Torstenson R, Sjölund K, Björnsson ES, Simrén M (2005) Effects of long-term treatment with oxytocin in chronic constipation; a double blind, placebo-controlled pilot trial. Neurogastroenterol Motil 17:697–704

Pedersen CA, Gibson CM, Rau SW, Salimi K, Smedley KL, Casey RL, Penn DL (2011) Intranasal oxytocin reduces psychotic symptoms and improves theory of mind and social perception in schizophrenia. Schizophr Res 132(1):50–53

Raina P, Waltner-Toews D, Bonnett B, Woodward C, Abernathy T (1999) Influence of companion animals on the physical and psychological health of older people: an analysis of a one-year longitudinal study. J Am Geriatr Soc 47:323–329

Robb SS, Stegman CE (1983) Companion animals and elderly people: a challenge for evaluators of social support. Gerontologist 23:277–282

Scantamburlo G, Hansenne M, Geenen V, Legros JJ, Ansseau M (2015) Additional intranasal oxytocin to escitalopram improves depressive symptoms in resistant depression: an open trial. Eur Psychiatry 30(1):65–68

Singewald N, Schmuckermair C, Whittle N, Holmes A, Ressler KJ (2014) Pharmacology of cognitive enhancers for exposure-based therapy of fear, anxiety and trauma-related disorders. Pharmacol Ther 149:150–190

Stoop R (2014) Neuromodulation by oxytocin and vasopressin in the central nervous system as a basis for their rapid behavioral effects. Curr Opin Neurobiol 29:187–193

Thompson MR, Callaghan PD, Hunt GE, Cornish JL, McGregor IS (2007) A role for oxytocin and 5-HT(1A) receptors in the prosocial effects of 3,4 methylenedioxymethamphetamine („ecstasy"). Neuroscience 146:509–514

Uvnäs Moberg K, Petersson M (2004) Oxytocin–biochemical link for human relations. Mediator of antistress, well-being, social interaction, growth, healing. Läkartidningen 101:2634–2639

Uvnäs Moberg K, Petersson M (2005) Oxytocin, a mediator of anti-stress, well-being, social interaction, growth and healing. Z Psychosom Med Psychother 51:57–80

Uvnäs Moberg K, Petersson M (2009) Role of oxytocin and oxytocin related effects in manual therapies. In: King HH, Jänig W, Patterson PH (Hrsg) The science and clinical application of manual therapy. Elsevier, Edinburgh

Uvnäs Moberg K, Alster P, Svensson TH (1992) Amperozide and clozapine but not haloperidol or raclopride increase the secretion of oxytocin in rats. Psychopharmacology (Berl) 109:473–476

Uvnäs Moberg K, Björkstrand E, Hillegaart V, Ahlénius S (1999) Oxytocin as a possible mediator of SSRI-induced antidepressant effects. Psychopharmacology (Berl) 142:95–101

Zak PJ (2004) Neuroeconomics. Philos Trans R Soc B Biol Sci 359:1737–1748

Zak PJ (2008) The neurobiology of trust. Sci Am 298:88–92. Deutsche Ausgabe: (2009) Die Neurobiologie des Vertrauens. Spektrum der Wissenschaft April 2009:40–47

Zak PJ, Fakhar A (2006) Neuroactive hormones and interpersonal trust: international evidence. Econ Hum Biol 4:412–429

Zak PJ, Kurzban R, Matzner WT (2005) Oxytocin is associated with human trustworthiness. Horm Behav 48:522–527

Zak PJ, Stanton AA, Ahmadi S (2007) Oxytocin increases generosity in humans. PLoS One 2:e1128

# Sachverzeichnis

## A

Abwehrmechanismen (körperliche) 50–53, 162, 163
Acetylcholin 70
ACTH (Adrenocorticotropin) 42, 43
AD(H)S IX, XI
Affen 25–29, 85, 175, 176, 193
Aggressivität
   mütterliche Aggression 93
   und Vasopressin 73, 74
   verringert durch Massage 211, 214, 215
Ainsworth, Mary 31, 32
Akupunktur 216, 217
Alkohol 228, 229
alternative Therapien 170, 216–218
Aminosäuren 72, 74
Amygdala 43, 44, 86, 199
angeborenes Verhalten
   bei Geburt eines Kindes 83, 84
   bei Säugetieren 10, 11
   Mutter-Kind-Bindung 30
Angst
   Amygdala 44, 67, 75, 76
   frühe Nähe schützt vor 12, 103
   frühe Trennungen erhöhen Risiko für 200
   junger Mütter 93, 94, 104, 105
   Oxytocin dämpft X, 45, 75, 76, 86, 130, 144
   schwindet durch Rosen-Methode 215
   und Gastrinspiegel 189
   und Temperatur der Füße 92
Antidepressiva 170, 231
Arzneimittel *Siehe* Medikamente

Atherosklerose 196
autistische Störungen
  und Abneigung gegen Berührungen 219
  und Oxytocin 127, 129, 145, 230, 231
  und Körperkontaktstörung IX, XI
autonomes Nervensystem 35, 38, 39, 50–52, 53, 195
Axon 36

## B

Babys *Siehe* Neugeborene
Belohnungssystem des Körpers
  auch aktiviert durch Drogen/Alkohol 229
  Oxytocin aktiviert 226
Bengtsson, Inga-Lena 247
Berget, Bente 206
beruhigende Wirkung von
  auf Mutter und Baby 104, 117
  Ausbreitung der 160–162
  beim Stillen 97, 99
  erzeugt durch Nahrung 175, 178
  in Mutter-Kind-Bindung 86
  Kind assoziiert Eltern mit Ruhe 106, 107
  nach der Geburt 88
  Ruhe bei medizinischer Behandlung hilft 169
  und molekulare Varianten von Oxytocin 72, 73
  und Rezeptoren im Körper 66
  und sensorische Nerven der Haut 29
Berührung
  als wichtiger Bestandteil des Stillens 98, 99
  Berührungstherapien und Massage 207–215, 218
  CT-Fasern reagieren auf rhythmisches Streicheln 48, 49
  Nervenfasern 39, 40, 53–55
  gleiche Effekte bei Essen und 178, 179
  Haut als Sinnesorgan 46, 47
  Massage und Oxytocin 207–215, 218
  Menschen mit Abneigung gegen 179, 218, 219
  regt Oxytocinfreisetzung an 54
  Stimulation sensorischer Nerven erzeugt Ruhe und soziale Interaktion 29

und ältere Kinder 245, 246
und Magen-Darm-Funktion 184–186, 189
Beskow, Elsa 235
Bewusstsein
  bewusste versus unbewusste sensorische Information 39, 40, 53
  bewusstes versus angeborenes Wissen 16, 37
Beziehungen
  biologische Modelle menschlicher 22, 23
  frühe beeinflussen spätere 228
  glückliche Beziehungen und Gesundheit 193, 195, 196, 199–202, 203–218
  problematische Beziehungen und Drogen 228, 229
  problematische Beziehungen und Oxytocin als Medizin 229–233
Beziehungs- und Oxytocinsystem, Störungen des 110–115, 118
Bindung
  in Erwachsenenbeziehungen 137–139
  innere Nähe 156–160, 166
  lebenswichtig für alle Säugetiere einschließlich des Menschen 14, 16
  Mutter-Kind-Bindung 30
  sichere 30, 31
  Störungen des Beziehungs- und Oxytocinsystems 110–115, 118
  und Oxytocin 87–94, 96–110
  unsicher ambivalente 31
  unsicher vermeidende 31
  verzögerte 89, 97
  zwischen Menschen und Haustieren 201, 203–207
Bindungstheorien 21, 22, 24, 25, 27–32
biologische Modelle menschlicher Beziehungen 22, 23
Blickkontakt 83, 90, 114, 115, 117, 231
Blutdruck
  kann durch Oxytocin steigen 72,
  sinkt beim Stillen 97
  sinkt durch Oxytocin 130, 196
  und Vasopressin 73, 74
Blutgefäße, Verhärtung von 196

Blutkreislauf
    angeregt durch Berührung 53
    Oxytocin wirkt über 63, 64
Bonding *Siehe auch* Bindung 24
    bei Säugetieren 14, 15, 24
    erste Begegnung zwischen Mutter und Kind 90–94, 164, 165, 236, 237
    in Erwachsenenbeziehungen 138, 139
    innere Nähe 156, 157
    und Gastrinspiegel 186
    zwischen Menschen 24, 25
Bowlby, John 29–32, 104
Braastad, Bjarne 206
Brecht, Bertolt 183

## C

Carter, Sue 3, 131
C-Fasern 48, 49
Cholecystokinin (CCK) 87, 177, 180, 181
Chor, Singen im 247
Cortisol
    als angenehm empfundene Drosselung der Produktion durch Oxytocin 130
    Biochemie von 42, 43
    durch Oxytocin reduziert 76, 97, 99, 130, 195, 196, 207
    Oxytocin kann Spiegel ansteigen lassen 71, 72
    sinkt beim Stillen 97
CRF (Corticotropin Releasing Factor) 42–44, 69
CT-Fasern 48, 49

## D

Dale, Sir Henry 61
Darwin, Charles 21
dauerhafte Effekte von Oxytocin 106, 204
Dauer von Oxytocineffekten 71
Dendriten 36, 64, 65
Depression
    droht bei früher Trennung 200
    frühe Nähe schützt vor 103, 104
    nach der Geburt 94, 114
Diabetes, Stillen schützt Mutter vor 98, 201
dicke und dünne Nervenfasern (sensorische Nerven) 49, 53
Diffusion, Oxytocin wirkt über 63–65
Dopamin 86, 231

Doulas 163–168
Drogen als Ersatz für Nähe 228, 229

E
Ecstasy 229
Einsamkeit 240–244
Ektoderm 46
Empathie VII, VIII
endogene Opioide 70, 86, 129, 133
Endorphine 169, 170
Enkephaline 70
Entdeckung von Oxytocin 61
Entfernung, Oxytocin wirkt auf 106, 160–162
entspannende Wirkungen *Siehe auch* beruhigende Wirkung von Oxytocin 84
Entwicklungsfenster (für frühe Nähe) 103
Entzündung
    von Gefäßwänden, reduziert durch Oxytocin 196
Epigenetik 28, 106, 199
Erinnerungen *Siehe* Gedächtnis
Ernährung und Nahrung
    als Ersatz für Nähe 176, 178–189
    und Oxytocin 248
Ernst, Edzard 216

Ersatzmütter (in Harlows Affenstudien) 25–29
erste Begegnung zwischen Mutter und Kind 90–94, 165, 236, 237
Erwachsenenalter
    Beeinflussung von Erwachsenenbeziehungen durch Kindheit 31, 32
    Beeinträchtigung des Sexualverhalten durch frühen Mangel an Nähe (bei Affen) 25, 26
    frühe Nähe und Gesundheit im Erwachsenenalter 199–201
    Oxytocin in Beziehungen zwischen Erwachsenen 127
Evolutionstheorie 21

F
*Fähig zum Körperkontakt* (Jansen und Streit 2015) 113
Fehr, Ernst 155
Field, Tiffany 208
fMRI (funktionelle Magnetresonanztomografie) 49, 76, 128, 135
Fragmente von Oxytocin 73

Fremde und Vertrauen
 160–168
Freundlichkeit 128, 129
Freundschaft 141, 142
Frontallappen 225
Frühgeborene 99, 101, 113,
 208
funktionelle Magnetresonanztomografie (fMRI)
 49, 76, 128, 135

### G
Gänse und Prägung 23, 24
Gastrin 186–189
Gebärmutter
 besitzt Oxytocinrezeptoren
 66
 und sensorische Nerven 49
Geburt
 Doulas 163–167
 erste Begegnung zwischen
  Mutter und Kind
  90–94, 164, 165,
  236, 237
 Geburtsart beeinflusst
  Oxytocinfreisetzung
  239, 240
 Oxytocin erhöht Blutdruck
  während 88
 Oxytocinfreisetzung am
  stärksten bei 105
 Oxytocinfreisetzung stimu-
  liert Nährung 84, 85
 Rolle von Oxytocin 88

Rückkehr zu traditionellen
 Ansätzen 16, 90
Säugetiererbe des Menschen
 16, 84
Gedächtnis
 Gedächtnisspeicher für
  frühe Beziehung 159,
  160
 innere Bilder 107, 160, 235
 Oxytocin fördert Erinne-
  rung an Menschen 77
 und Rosen-Methode 214,
  215
Gefühle, Fähigkeit zur Deutung von Gefühlen
 anderer 76, 143
gegenteilige Effekte 71, 72
Gehirn
 Oxytocin wirkt im (versus
  im Blut) 36, 62, 216
 Struktur des 36–39, 41–43,
  45, 46, 49
Genetik
 Epigenetik 28, 106, 199
 versus erworbene Eigen-
  schaften 27, 28
Gerüche und Geruchssinn
 Menschen kommunizieren
  über 15
 Säugetiere kommunizieren
  über 15
 und Funktionieren sozialer
  Gruppen 144–147
 und Pheromone 92

wichtig für Bonding 86
Gesellschaft
  und Oxytocin 16, 234–240
Gesichtsausdruck, Fähigkeit zur
  Deutung von 161
Gesundheit und Nähe 193,
  195, 199–218
*Gesund ohne Pillen – was kann
  die Alternativmedizin?*
  (Singh und Ernst
  2009) 216
Gott als Bezugsperson 108,
  109
Grahn, Patrik 247
Grenzen
  in Erwachsenenbeziehungen
    136, 137
  in Gruppen 147–149
Grooming (Primaten) 143,
  144
Großhirnrinde 37, 45, 53, 225
Großzügigkeit und Nahrungsfülle 182–184
Gruppen, Sozialverhalten
  in 212, 213, 226,
    234–240
Gruppentherapie 149

## H

Harlow, Harry 25–30, 175,
  176
Haustiere und langfristige
  Gesundheit 201, 202,
  203–207, 246, 247

Haut
  als Sinnesorgan 46
  als Vorläufer aller Sinnesorgane 46, 47
  als Weg zum Oxytocin
    45–49, 112
  Berührung bewirkt Erwärmung der 53, 54
  funktionelle Ähnlichkeit
    zum Magen-Darm-Trakt 178, 179
  Sinnesrezeptoren und Nerven in 47–49
  Stimulation sensorischer
    Nerven erzeugt Ruhe
    und soziale Interaktion 29
  Vermeiden von Körperkontakt bei Säuglingen
    112
Hauthunger 29, 104, 107,
  176, 245
Haut-zu-Haut-Kontakt 91,
  94, 95, 98–103, 104,
  185, 186, 237
Heimweh 187–189
Heinrichs, Markus 155
Herdentiere 13, 14
HHN-Achse (Hypothalamus-Hypophysen-Nebennierenrinden-Achse)
  42, 43, 50–52
Hilfe, Angewiesensein auf 162,
  163, 167

Hippocampus 42, 43
Hirnanhangdrüse *Siehe* Hypophyse
Hormone *Siehe auch* Bezeichnungen einzelner Hormone 40
  Biologie der 40–44
  Oxytocin als 63, 64
Hunde
  als Therapie 204, 205
  Haustiere und langfristige Gesundheit 201, 207, 246, 247
  Pawlow'sche 23
  profitieren von Nähe zum Menschen 207
Hunger nach Nahrung oder nach Berührung *Siehe auch* Hauthunger 175, 176, 179, 188, 189
Hypophyse 41–45, 96
Hypothalamus
  als Kontrollzentrum 41, 62
  als Quelle von Oxytocin 96, 187
  als Teil der Hirnstruktur 37, 38
  reguliert Hormone 41
  und Berührungsimpulse 54
  und CRF 42, 43
  und Schmerzsignale 52

I

Immunsystem und Cortisol 42
innere Bilder 107, 160, 235
innere Nähe 156–159, 160, 166
Insel, Thomas 131
instinktive Fähigkeiten *Siehe auch* angeborenes Verhalten 10, 11, 37
Insula 49

J

Jäger und Sammler 175

K

Kaiserschnittgeburt 89, 97, 110, 239
Kampf-oder-Flucht-Reaktion 40
Känguru-Methode 99, 100, 113
kardiovaskuläre Erkrankungen, Gefahr von 158
Kennell, John 163–165
Keverne, Barry 143
Kindergarten, Effekte von Massage im 210, 211
Klaus, Marshall 24, 101, 102, 163–165
Klaus, Phyllis 164
Koliken und Kuhtherapie 206

## Sachverzeichnis

Konditionierung
   bedingte Sicherheitsreaktion hält Menschen in lieblosen Beziehungen 138, 139
   innere Nähe 156
   klassische VIII, IX, 22, 23
   Oxytocin wirkt auf Entfernung 106, 107
Kontraktionen
   der Gebärmutter und Oxytocin 61, 88, 163, 164
   Oxytocin bewirkt Muskelkontraktionen in Brüsten 96
koordinierende Rolle von Oxytocin 88, 105, 216
Körperbezogene Interaktionstherapie, Studie über 118
körpereigene Opioide. *Siehe* endogene Opioide
Körperkontaktstörungen VII, VIII, IX, XI, 113, 218
Körper und Seele, Trennung von 21
kritisches Denken, abgeschaltet 157
Kühe 85, 205, 206
Kummer 157, 158, 182
kurzfristige und langfristige Effekte der Oxytocinfreisetzung 71

## L

Lämmer 14, 24
langfristige Effekte
   der Kindheit auf Vertrauen 159, 160
   des Stillens 97, 98
   durch koordinierende Rolle von Oxytocin 105, 106
   durch wiederholte Behandlung mit Oxytocin 194, 195, 204
   frühe Erfahrungen beeinflussen späteren Beziehungsstil 31
   innere Nähe 156–160, 166
   von früher Nähe auf Einjährige 102, 103
   von früher Nähe auf Erwachsenengesundheit 11, 12, 199–201
   von früher Nähe auf späteres mütterliches Verhalten 12, 238
   von Nähe auf Gesundheit und Lebensdauer 193–196, 199–202, 204–218
   von Nähe direkt nach der Geburt 84
   von Oxytocin 106, 195, 204
Lecken von Tierjungen 11, 27, 28, 199

Lernsysteme
  beeinflusst durch frühe Nähe 105, 106
  soziales Lernen durch Oxytocin 127
Lerntheorie, Erklärungsmodell der 21
Liebe
  macht blind 157
  Verliebtheit und chemische Veränderungen im Körper 133, 134
Light, Kathy 142
limbisches System 37
Locus caeruleus 43
Lorenz, Konrad 23, 24

## M

Magen-Darm-Trakt
  Ähnlichkeit zur Haut 178, 179
  Ernährung und Nähe 175, 176, 178–189
  Funktionsweise des 176, 178
  und Acetylcholin 70
  und Heimweh 187–189
  und Hormonproduktion 41
  und Muttermilch 87
  Verdauung der Mutter aktiver beim Stillen 97
Männer
  Gesundheitsrisiko durch Alleinleben 194
  Säugetiermännchen kümmern sich um Junge 11
  soziale Interaktion angeregt durch Oxytocin (Studie) 128
  und das Wärmen von Neugeborenen 91, 92
  und Haut-zu-Haut-Kontakt 91, 92, 94, 95, 99, 100, 101
  und Känguru-Methode 99, 100, 101
  und Oxytocin 66, 75, 76
Massage 207–218, 245, 246
Meaney, Michael 27, 28, 111
Medikamente *Siehe auch* endogene Opiate 231
  mit Oxytocineffekten 231, 232
  Oxytocin als 229–233
Menschenaffen 85
Menstruationszyklen, bei Frauen in Gruppen Angleichung von 13
Milchfluss, Biologie des 96
Milchproduktion *Siehe* Stillen und Milchproduktion
Minnbergh, Annika 214, 215

Misshandlung
  in Erwachsenenbeziehungen 138, 139
  von Kindern 103
Moleküle des Oxytocins
  molekulare Varianten 233
  Zellen arbeiten als Einheit 96
Montagu, Ashley 29
Moral und Hunger 183
motorische Nerven 38, 39
multisensorische Erfahrungen
  in der Natur 247
  Kind ohne direkte Nähe zu Eltern 107
  Säugetiere 14, 15
  und Funktionieren sozialer Gruppen 143
Mütter
  Angst und Wachsamkeit junger 93, 94, 104, 105
  erste Begegnung zwischen Mutter und Kind 90–94, 164, 165, 236, 237
  langfristige Effekte des Stillens 97, 98, 201
  Mutter-Kind-Beziehung und Oxytocin 85, 110, 111, 113–115, 118
  positiv beeinflusst durch frühe Nähe zu Baby 105
  Rolle von Oxytocin in der Mutter-Kind-Beziehung 86–88, 96, 97, 104, 105
  Säugetiermütter profitieren von Säugen und Nähe 11
mütterliche Aggression 13
mütterliches Verhalten
  verstärkt durch Oxytocin 84, 85
  von Säugetieren 10, 11
Muttermilch
  beruhigende Wirkung von 86, 87
  enthält Pheromone 92
Myelinschicht 48, 49

## N

Nähe
  als eigenständiges Bedürfnis 28–30
  fehlende Nähe und Auswirkung auf Magen-Darm-Trakt 182
  frühe Nähe und Erwachsenengesundheit 199, 200
  innere 156–160, 166

Oxytocineffekte machen
  Nähe angenehm 86
Theorien der 22, 32
und Gesundheit 193–195,
  199–218
und moderne Gesellschaft
  240–248
Nahrung und Ernährung
  als Ersatz für Nähe 176,
    178–189
  Oxytocineffekte 86, 87
  und Oxytocin 248
Nantke, Sabine 112, 116
Natur, Aufenthalt in der 247
Nebenniere 42, 43, 52
Nerven/Nervensystem
  afferente oder sensorische
    Nerven 39, 40
  autonomes Nervensystem
    38, 39, 50–53, 195
  efferente oder motorische
    Nerven 38, 39
  Berührung 39, 40, 52–55
  Oxytocin wirkt über 63, 64
  Physiologie von 35, 36
  Sinnesrezeptoren und Nerven in Haut 47–49
  und Gefühle nach dem
    Essen 176, 178
Nestbau 12, 13
Neugeborene
  angeborenes Verhalten 83,
    84
  Effekt früher Nähe
    199–201
  erste Begegnung zwischen
    Mutter und Kind
    90–94, 164, 165,
    236, 237
  Säugetiere sorgen für 10,
    11–15
neuromodulatorische Effekte
  66
Neurotransmitter
  Funktionsweise der 36
  Oxytocin als 63, 64
  Oxytocin stimuliert/gehemmt durch 70
  und im Verborgenen wirkendes Oxytocin 71
Nocebo-Effekt 168, 169
Noradrenalin 67
Nucleus accumbens 86
Nucleus paraventricularis 62
Nucleus supraopticus 62
Nutztiere als Therapie 205,
  206

O

Olausson, Håkan 48, 49
Opioide endogene 86, 169
Orgasmus 133, 134
Orth-Gomér, Kristina 194
Osteoporose 197, 198
Östrogen 87, 92, 105

Oxytocin
  als Medizin X, 229–233
  als Schlüssel 227, 228
  am stärksten in vertrauter, ruhiger, sicherer Umgebung 72
  Beschreibung von 61, 62
  Freisetzung in Schüben 96, 98, 233
  in Erwachsenenbeziehungen 127
  koordinierende Rolle 85
  körpereigenes versus synthetisiertes 232, 233
  und Bindung 87–93, 96, 98–109
  und Erkennen von anderen 45
  und Gesellschaft 234–236, 238–240
  und Hirnstruktur 37, 44, 45
  und Hypophyse 43–45
  und Therapien bei Verhaltensstörungen VI, X, XI, 110, 114, 115, 118
  und Vertrauen VI, 155–169, 171
Oxytocinproduktion
  Beeinträchtigung 110–115
  Körperkontakt 112
  Stimulation der 110, 113–114
  therapeutische Stimulation der 114, 115, 118
  und beziehungsmäßiges Hören 111, 112
  und beziehungsmäßiges Sehen 111, 112, 114, 116, 117
  und Körperkontakt 113, 114, 117–119
  und Riechen VII, VIII
Oxytocinrezeptoren 111

P

Paarbeziehungen
  bei Menschen 15, 193, 194, 225, 226
  bei Säugetieren 11, 15, 193
  neuromodulatorische Effekte 66
  parasympathisches Nervensystem 39, 50, 195, 197
Pawlow, Iwan 21–23
Pentagastrin 189
Periduralanästhesie 85, 89, 110, 239, 240
Pflegemütter in Rattenexperimenten 27, 28
Pheromone 92
  als Kommunikationssystem 15
  in verschiedenen Substanzen 92
  lückenhaftes Wissen über 206

und Funktionieren sozialer
Gruppen 144–146
oxytocinreiche Menschen
160
Philosophie, Trennung von
Körper und Seele in
21
Placebo-Effekt 168–171
Prägung 23, 24, 30
prähistorische Menschen 175
Primaten, Ersatzmutterstudien
25–29
Progesteron 87, 92, 105
Prolactin 67, 96
Protein, Oxytocin als 62
psychische Anpassungen, Oxytocin verhilft Müttern
zu 69, 88
psychische Erkrankungen, zunehmende Häufigkeit
von 242
psychologische Theorien, Ignorieren von Biologie
21, 29
Psychotherapie und Oxytocin
167
Puls
kann durch Oxytocin beschleunigen 71, 72
verlangsamt durch Oxytocin
196
Putzen und Lecken (von Säugetierjungen) 11, 27,
28, 199

R
Raphe-Kerne 67
Rationalität 9
Ratten
Durchtrennung des Vagusnervs in Studie 183,
184
haben zahlreiche, unreife
Junge 10
in Meaneys Studien über
Effekte auf nächste
Generation 27, 28
Kommunikation über Duftsignale 15
langfristige Effekte früher
Berührung 238
neugeborene Junge und
Oxytocin 199
Oxytocin und mütterliches
Verhalten 84
Pflegemütter in Experimenten 27, 28
und Angst vor fremden
Ratten 128, 144
und Corticosteron 68
und frühe Nähe 11, 12
und Gastrinspiegel 186
und soziale Angst 144
reflexhafte Handlungen 37, 54
Regulationsstörungen bei
Babys, und Körperbezogene 115–118

Maßnahmen gegen 118
negative Wirkung auf Eltern 117
Studien über 116, 118
und Blickkontakt 117
und körperbezogene Interaktionstherapie 118
und Körperkontakt 116–118
und Oxytocin 117
Religion 21, 108, 109
Rhesusaffen 25–29
Rosen, Marion 208, 213, 214
Rosen-Methode (Berührungstherapie) 208, 209, 213–216, 235
Rückenmark 35–38, 46, 49, 51–54, 88, 89
Rudeltiere *Siehe* Herdentiere
Ruhe und parasympathisches Nervensystem 39
Rumänien 108

## S

Sättigungshormon *Siehe* CCK (Cholecystokinin)
Saugen 86, 90, 91, 98, 185, 186
Säugetiere
   Aufzucht der Jungen 10–16
   Beziehungen 131, 132
   instinktives Verhalten nach der Geburt 84
   mütterliches Verhalten verstärkt durch Oxytocin, 84
Paarbeziehungen 11, 15, 193
   Rolle von Oxytocin in Beziehung zwischen Mutter und Jungen 85, 86
Säugetiererbe 9–16, 94, 225–227, 234
Schafe 14, 15, 85
Schizophrenie, Medikamente zur Behandlung von 231
Schmerz
   Endorphine 169, 170
   leichter zu ertragen durch Essen 178
   Linderung durch Berührung 54
   Linderung durch Oxytocin bei Wehen 88
   Placebo-/Nocebo-Effekt 168–170
   schmerzlindernde Wirkung von Oxytocin 70
   Nervenfasern 51–53
Schneiderman, Neil 196
Schutz unseres Oxytocinerbes, Tipps zum 244–248
Schwangerschaft 87–89
Schweden, Geburtspraktiken 94, 95

Schweiß, Pheromone im 92
Sehen und Sehsinn
   moderne Menschen verlassen sich hauptsächlich auf 15, 47, 161
   und Funktionieren sozialer Gruppen 144
Sekretin 41, 177
Selbstheilungssystem 170, 171
sensorische Informationen
   als Signal, das Oxytocinfreisetzung bewirkt 46
   übermittelt vom Nervensystem 39, 40
   Verarbeitungsstörungen führen zu Vermeiden von Körperkontakt VIII, IX, 111
Serotonin 67, 70, 129, 170, 231
Sex
   Mangel an früher Nähe beeinträchtigt Sexualverhalten (bei Affen) 25
   Parallelen zu Begegnung zwischen Eltern und Kind 135, 136
   und Freisetzung von Oxytocin 133–136
Sicherheit
   Bedürfnis in Erwachsenenbeziehungen nach 139
   durch Nahrung 175, 176
   Religion gibt 108, 109
   sichere Bindung 30, 31
   und Vertrauensmissbrauch 159, 160
Signalsysteme, Oxytocin stimuliert andere 97, 195
Singh, Simon 216
somatisches Nervensystem 38
Sonnenbaden 179, 247
soziale Angst X
soziale Interaktion
   bei Männern verstärkt Oxytocin 76
   beim gemeinsamen Essen 180, 182
   beim Stillen 96, 97
   nach der Geburt 88, 89
   Oxytocin fördert VI, 227, 228, 231
   Störungen der VI, 116, 117
   und Hundehaltung 203, 204
Spitzhörnchen 193
Sprechen schafft Nähe 139, 140
SSRI (Antidepressiva) 170, 231
Stillen und Milchproduktion
   Berührung als wichtiger Bestandteil des Stillens 98, 99
   besonders wichtig nach Kaiserschnitt und PDA 89, 97, 239

langfristige Effekte 86, 87, 97, 98, 200, 201
Milchfluss als bedingte Reaktion 22
mütterliche Verdauung aktiver beim 97
Oxytocinfreisetzung in Schüben 96, 98
schützt Frauen vor stressbedingten Krankheiten 97, 98
Schutz vor Diabetes 98, 201
und molekulare Varianten von Oxytocin 72
und Oxytocin allgemein 96–98, 100
verstärkte soziale Interaktion durch Oxytocin 96, 97
Wärme im Oberkörper beim 96
Wichtigkeit des Saugens an sich, nicht nur der Milch, 86, 87
Streicheln, CT-Fasern reagieren auf rhythmisches 48, 49
Stress
ausgelöst durch Schmerz 51
frühe Nähe und Bewältigung von 12
im Mutterleib fördert Krankheiten im Erwachsenenalter 200
Oxytocin dämpft Stressreaktionen 54
Stillen schützt Frauen vor stressbedingten Erkrankungen 98
stressbedingte Erkrankungen 195, 200, 201
Stresspegel in moderner Gesellschaft 242
Stressreaktionen und sympathisches Nervensystem 39
stressreduzierende Effekte von Oxytocin 70, 71
und Hundehaltung 203
Substantia nigra 67
sympathisches Nervensystem 39, 51, 195
synthetisiertes Oxytocin, Gefahren von 233

T

Testosteron 92, 95
*The Oxytocin Factor – Tapping the Hormone of Calm, Love and Healing* (Uvnäs Moberg 2000) 4
Therapie
Berührungstherapien und Massage 207–218

Gruppentherapie 149
mit gemeinsamem Essen 180, 182
mit Haustieren 204–206
Psychotherapie und Oxytocin 167
Rosen-Methode (Berührungstherapie) 208, 209, 213–216, 235
*Touching – The Human Significance of the Skin* (Montagu 1986) 29
Trennung
erhöhtes Risiko für spätere Angst und Depression 200
lässt positive Effekte verblassen 131, 139
nach der Geburt und negative Folgen 90, 94, 99–101, 103, 104, 236, 239, 240
von Liebenden und die Folgen 137, 138

Verhaltensstörungen
Therapien bei 110, 113–115, 118
effektivere Behandlung durch Berücksichtigung von Oxytocin VI
Verletzlichkeit aufgrund enger Bindung 159
Verlust 158, 182
Vermeidungshalten bei Körperkontaktstörung VIII
Vertrauen
Behandlung mit Oxytocin kann Probleme schaffen 232
Kinder entwickeln 84, 107–109
und Oxytocin 155–171
voller Bauch schafft 180
Vögel 23
vomeronasales Organ 92, 144
von Knorring, Anne-Liis 210, 211

## V

Vagina und sensorische Nerven 49
Vagusnerv 39, 41, 87, 178, 184, 186, 187
Vallbo, Åke 48
Vasopressin 5, 44, 73, 74, 132
Väter 91, 94, 96, 114, 237

## W

Wachsamkeit, erhöhte 93, 94
Wärme
auf Haut ist wichtig 179, 180, 247
bei Massage 209, 210, 216
Haut erwärmt sich bei Berührung 53, 54

Mütter (oder Väter) spenden Neugeborenen 91
verstärkte Wärme im Oberkörper beim Stillen 96
von Freundschaft 142
Wichtigkeit in Affenstudien 25, 26, 28
Warnhunde 202
Wehen, Anregung durch Oxytocin 163, 164
Weichheit 25, 26, 28
Wenner-Gren-Symposium 3, 4
wiederholte Oxytocinbehandlung erzeugt langfristige Effekte 195, 204
wirtschaftlicher Nutzen durch Oxytocin 235
Wir-und-die-anderen-Mentalität 148, 149
Wohlbefinden
  beim Sex 133
  durch Nahrung 175, 176
  Kind assoziiert Eltern mit 107
  und Insula (Hirnstruktur) 49

## Z

Zak, Paul 235
Zellen, oxytocinproduzierende arbeiten als Einheit 96
zentrales Nervensystem, Überblick 35, 36

springer.com  🔹 Springer Medizin

2015. XVII, 309 S. 80 Abb.
Geb..
€ (D) 34,99
€ (A) 35,97 | sFr 44,00
ISBN 978-3-642-41117-5

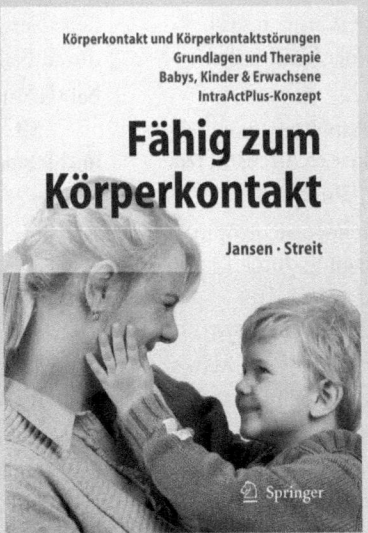

Körperkontakt und Körperkontaktstörungen
Grundlagen und Therapie
Babys, Kinder & Erwachsene
IntraActPlus-Konzept

**Fähig zum Körperkontakt**

Jansen · Streit

## Das Übersichtswerk zur wichtigen, aber bislang „übersehenen" Körperkontaktstörung.

- Diagnose- und Therapiemöglichkeiten nach verhaltenstherapeutischen Prinzipien
- Mit zahlreichen Farbfotos
- Nach dem IntraActPlus-Konzept

**Jetzt bestellen!**

springer.com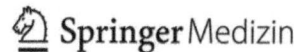

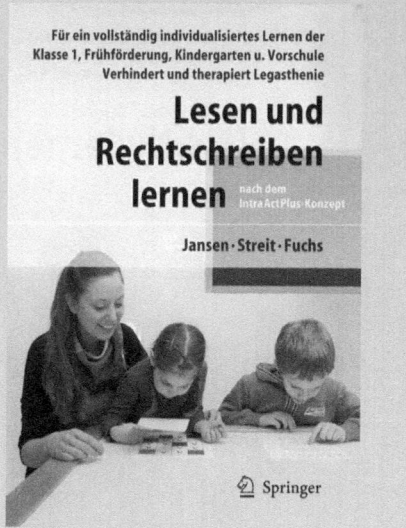

2. Auflage 2012. 632 S.
328 Abb.
Sonderbindung.
€ (D) 29,99
€ (A) 30,83 | *sFr 37,50
978-3-642-25585-4

# Basiert auf "Meilensteinen" der psychologischen Grundlagenforschung

- Mit Lesen und Rechtschreiben lernen – schneller, motivierter und aufmerksamer
- Für alle Leistungsniveaus – normale, hochbegabte und schwer lernende Kinder
- Auch in der Frühförderung einsetzbar

Jetzt bestellen!

springer.com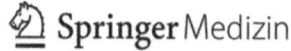

2. Auflage 2006. 347 S.
Geb.
€ (D) 32,99
€ (A) 30,83 | *sFr 41,50
978-3-540-21272-0

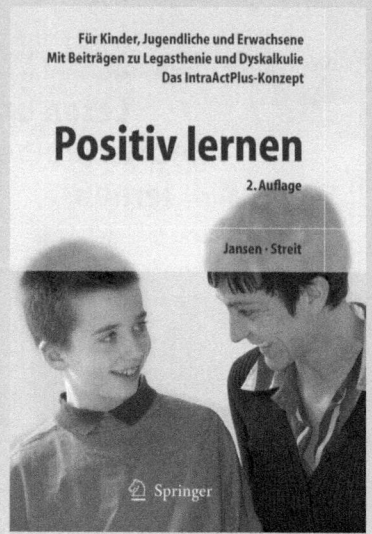

Für Kinder, Jugendliche und Erwachsene
Mit Beiträgen zu Legasthenie und Dyskalkulie
Das IntraActPlus-Konzept

**Positiv lernen**

2. Auflage

Jansen · Streit

## Mit Kindern therapeutisch arbeiten, Lernstörungen bewältigen

- Verständlich geschriebener Leitfaden für Eltern, Lehrer und alle, die mit Kindern arbeiten
- Schritt für Schritt zur Freude am Lernen
- Konkrete Hilfestellungen und zahlreiche Übungen

**Jetzt bestellen!**

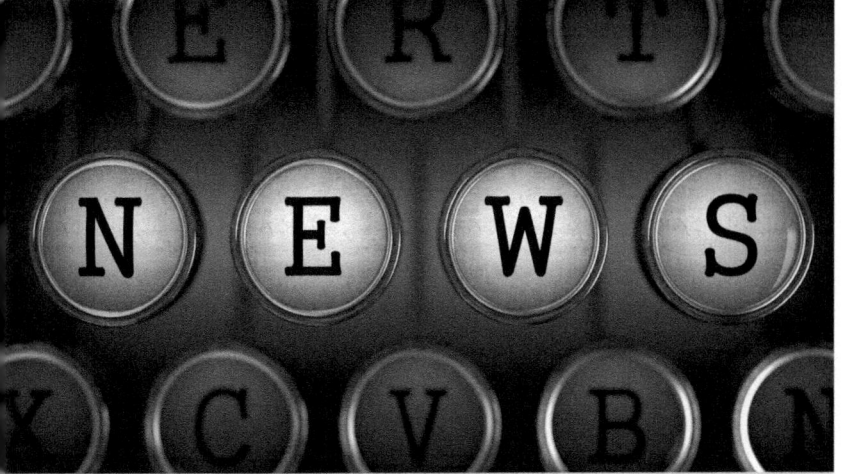

# Willkommen zu den Springer Alerts

**Jetzt anmelden!**

- Unser Neuerscheinungs-Service für Sie:
  aktuell *** kostenlos *** passgenau *** flexibel

Springer veröffentlicht mehr als 5.500 wissenschaftliche Bücher jährlich in gedruckter Form. Mehr als 2.200 englischsprachige Zeitschriften und mehr als 120.000 eBooks und Referenzwerke sind auf unserer Online Plattform SpringerLink verfügbar. Seit seiner Gründung 1842 arbeitet Springer weltweit mit den hervorragendsten und anerkanntesten Wissenschaftlern zusammen, eine Partnerschaft, die auf Offenheit und gegenseitigem Vertrauen beruht.

Die SpringerAlerts sind der beste Weg, um über Neuentwicklungen im eigenen Fachgebiet auf dem Laufenden zu sein. Sie sind der/die Erste, der/die über neu erschienene Bücher informiert ist oder das Inhaltsverzeichnis des neuesten Zeitschriftenheftes erhält. Unser Service ist kostenlos, schnell und vor allem flexibel. Passen Sie die SpringerAlerts genau an Ihre Interessen und Ihren Bedarf an, um nur diejenigen Information zu erhalten, die Sie wirklich benötigen.

Mehr Infos unter: springer.com/alert

GPSR Compliance

*The European Union's (EU) General Product Safety Regulation (GPSR) is a set of rules that requires consumer products to be safe and our obligations to ensure this.*

*If you have any concerns about our products, you can contact us on ProductSafety@springernature.com*

In case Publisher is established outside the EU, the EU authorized representative is:

Springer Nature Customer Service Center GmbH
Europaplatz 3
69115 Heidelberg, Germany

## Batch number: 10091728

Printed by Printforce, the Netherlands